全国卫生职业教育实验实训"十三五"规划教材

供口腔医学、口腔医学技术、口腔护理专业使用

# 口腔解剖生理学

主编　葛秋云　王　菲

北京科学技术出版社

## 图书在版编目（CIP）数据

口腔解剖生理学 / 葛秋云，王菲主编. —北京：北京科学技术出版社，2017.8

全国卫生职业教育实验实训"十三五"规划教材：供口腔医学、口腔医学技术、口腔护理专业使用

ISBN 978-7-5304-8967-3

Ⅰ.①口… Ⅱ.①葛… ②王… Ⅲ.①口腔科学－人体解剖学－人体生理学－高等职业教育－教材 Ⅳ.① R322.4

中国版本图书馆 CIP 数据核字（2017）第 062113 号

**口腔解剖生理学**

主　　编：葛秋云　王　菲
责任编辑：刘瑞敏
责任校对：贾　荣
责任印制：李　茗
封面设计：昇一设计
版式设计：天露霖文化
出 版 人：曾庆宇
出版发行：北京科学技术出版社
社　　址：北京西直门南大街16号
邮政编码：100035
电话传真：0086-10-66135495（总编室）
　　　　　0086-10-66113227（发行部）　0086-10-66161952（发行部传真）
电子信箱：bjkj@bjkjpress.com
网　　址：www.bkydw.cn
经　　销：新华书店
印　　刷：北京盛通印刷股份有限公司
开　　本：787mm×1092mm　1/16
字　　数：195千字
印　　张：9
版　　次：2017年8月第1版
印　　次：2017年8月第1次印刷
ISBN 978-7-5304-8967-3/ R · 2278

定　　价：68.00元

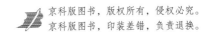

# 教材评审委员会

刘　刚（北京中医药大学附属中西医结合医院）

刘建彰（北京大学口腔医院）

刘静明（北京同仁医院）

李靖桓（首都医科大学附属北京口腔医院）

杨海鸥（北京同仁医院）

张　楠（首都医科大学附属北京口腔医院）

陈志远（北京同仁医院）

郑树国（北京大学口腔医院）

胡菁颖（北京大学口腔医院）

祝　欣（北京大学口腔医院第二门诊部）

姚　娜（北京大学口腔医院第二门诊部）

熊伯刚（北京中医药大学附属中西医结合医院）

# 编者名单

**主　编**　葛秋云　王　菲

**副主编**　李亚利　阎　杰　王新萍

　　　　　张翠翠　库莉博　王　微

**编　者**（以姓氏笔画为序）

　　　　王　菲（黑龙江护理高等专科学校）

　　　　王　超（枣庄职业学院）

　　　　王　微（邢台医学高等专科学校）

　　　　王　熙（承德护理职业学院）

　　　　王维维（黑龙江护理高等专科学校）

　　　　王新萍（安阳职业技术学院）

　　　　许继龙（河南鼎冠医疗器械有限公司）

　　　　李亚利（天津医学高等专科学校）

　　　　库莉博（唐山职业技术学院）

　　　　张　勤（新疆医科大学附属中医医院）

　　　　张翠翠（北京卫生职业学院）

　　　　胡景团（河南护理职业学院）

　　　　柏永刚（南开大学医学院）

　　　　贾桂玲（天津市口腔医院）

　　　　高　远（天津市口腔医院）

　　　　阎　杰（石家庄医学高等专科学校）

　　　　葛秋云（河南护理职业学院）

# 前　言

　　口腔解剖生理学是口腔医学专业的一门重要的基础学科。本实训教材为"全国卫生职业教育实验实训'十三五'规划教材（供口腔医学、口腔医学技术、口腔护理专业使用）"系列教材之一，是新兴的数字化实训教材。

　　实训教学对于完成口腔医学专业的学习目标，掌握口腔基本技能具有十分重要的作用。学生既要注重基本理论知识的学习，更要加强实训操作能力的训练。本实训教材内容生动、丰富，版面设计新颖。在编写内容上，结合口腔专业培养目标及口腔执业（助理）医师资格考试基本要求，突出口腔专业特色。在传统示教讲解、幻灯演示等教学方法基础上，本教材借助视频、微视频等新媒体手段为学生提供更多的学习渠道，帮助学生在理解理论知识的基础上，更好地掌握基本的操作技能，为学生后续口腔临床课程的学习及今后的临床工作奠定良好的基础。

　　本教材共包括七大实训项目、13 个实训内容。每个实训以独特的任务引领导入，同时帮助学生们回顾相关理论知识，随后进入技术操作环节。操作规程以新颖的流程图形式展现，清晰明了，图文并茂，增加了教材的可读性。教材附有相关拓展、考核评定、测试题及答案解析，使学生既能将基础知识与临床应用相结合，又可进一步巩固所学知识。在"牙体形态观察与测量"中增加了离体牙标本、实物测量图片；在"髓腔形态观察与描绘"中增加了自制典型离体牙剖面标本、透明牙标本及 3D 打印模型精美图片，这也是本教材的一大亮点，有利于帮助学生更加直观、立体地观察学习，加深对理论知识的理解和掌握。本教材的突出特色是精选 8 个实训内容，配备完整的视频，每个实训视频内容都经过精心设计编导，充分利用现代化教学技术，由一个总流程及若干个分视频组成，视频集文字、图片、声音、动画、演示为一体，学生还可以在书上实现轻松扫码看视频，方便学生更直观、更快地掌握口腔解剖生理学的基本操作技能，这对提高学生实践操作能力起到了非常重要的作用。

本教材的编写、视频录制以及后期修订，是由全国多所口腔医学院校及口腔医疗机构的专家编委，通过辛勤的努力及紧密的配合共同完成的，同时也得到了各参编单位的大力支持以及专家同行的指导与帮助，在此致以诚挚的谢意！

由于编者经验和水平有限，本教材难免有疏漏之处，恳请各位专家、广大师生及同行批评指正。

葛秋云

2017 年 2 月

# 目　录

◎ **实训一**　牙体形态观察与测量 /1

◎ **实训二**　标准放大三倍石膏牙雕刻 /11

◎ **实训三**　标准一倍蜡牙冠雕刻 /49

◎ **实训四**　髓腔形态观察与描绘 /91

◎ **实训五**　上、下颌骨及颞下颌关节标本、模型观察 /105

◎ **实训六**　口腔颌面部肌肉、血管及神经标本、模型观察 /115

◎ **实训七**　口腔颌面部表面解剖标志观察 /123

# 实训一

## 牙体形态观察与测量

# 任务引领

　　龋病是口腔临床中的常见病和多发病，是在以细菌为主的多种因素作用下，牙体硬组织发生慢性、进行性破坏，最终导致牙体组织不同程度的缺损，甚至牙体缺失。作为未来的口腔科医师，在牙体修复的过程中，掌握牙体相关数据及各部位比例关系，准确区分和把握牙体的形态是非常重要的。

# 记忆链接

　　根据牙体的形态和功能不同，可以将牙分为切牙、尖牙、前磨牙和磨牙四类。

　　（1）切牙位于口腔前部，中线两侧，左、右、上、下共8颗。牙冠的邻面呈楔形，颈部厚而切缘薄。其主要功能为切割食物，为单根牙，牙冠的形态也较简单。

　　（2）尖牙牙冠邻面亦为楔形，其特点是相当于切牙的切缘处有一突出的牙尖，以利刺穿和撕裂食物。位于口角处的尖牙功能强大，牙冠粗壮，牙根为单根，长且粗大，以适应其功能。

　　（3）前磨牙牙冠呈立方形，咬合面有2～3个牙尖。前磨牙有协助尖牙撕裂及协助磨牙捣碎食物的功能，其牙根扁，亦有分叉者，以利于牙的稳固。

　　（4）磨牙牙冠较大，有一宽大的咬合面，其上有4～5个牙尖，结构比较复杂，作用是磨细食物。一般上颌磨牙为三根，下颌磨牙为双根，以增加牙的稳固性。

# 技术操作

## 一、目的

　　（1）通过观察离体（模型）牙，熟悉各类牙牙体表面标志，熟练掌握各类牙的解剖特点，能正确认识和区分各类牙。

　　（2）通过测量掌握牙体各部位间的比例关系。

## 二、操作规程

器材准备

离体牙（图1-1）、树脂模型牙（图1-2）、游标卡尺（图1-3）、直尺、铅笔、纸张。

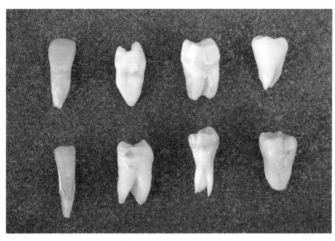

图1-1　离体牙

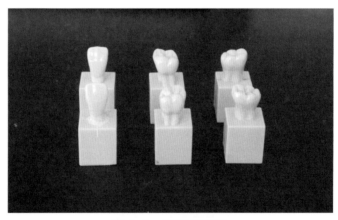

图1-2　树脂模型牙

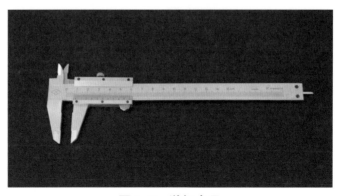

图1-3　游标卡尺

操作方法

记录牙位

将收集的离体牙先进行分类，再判断上下，区分左右，排列好顺序，再记录牙位

牙体形态观察

在每类牙上观察表面标志。

（1）准确指出切牙类的切缘、唇面发育沟、舌面窝、近远中边缘嵴、舌隆突等解剖特征。

（2）准确指出尖牙类的牙尖、唇面发育沟、唇轴嵴、舌面窝、近远中边缘嵴、舌轴嵴、舌隆突等解剖特征。

（3）准确指出前磨牙类的颊尖、舌尖、颊尖三角嵴、舌尖三角嵴、近远中边缘嵴、中央沟、𬌗面窝、横嵴、颊轴嵴、舌轴嵴等解剖特征。

（4）准确指出磨牙类的近远中颊尖、近远中舌尖、颊尖三角嵴、舌尖三角嵴、近远中边缘嵴、中央沟、中央窝、颊舌沟、斜嵴、颊轴嵴、舌轴嵴等解剖特征

游标卡尺的使用

游标卡尺主要由两部分组成，即主尺和游标尺。具体各部分名称和主要用途如下。①主尺：用于读取游标卡尺刻度线对应的整毫米数；②游标尺：用于读取对准主尺上某一条刻度线的游标尺上的刻度数；③内测量爪：用于测量内径；④外测量爪：用于测量外径；⑤深度尺：用于测量深度；⑥紧固螺母：用于固定游标尺

牙体长度的测量

（1）牙体全长的测量。从切缘或牙尖顶到根尖的距离（图1-4）。

（2）冠长的测量。从切缘或牙尖顶至颈缘最低点之间的距离（图1-5）。

（3）根长的测量。从颈缘的最低点至根尖的距离。

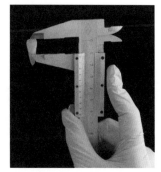

图1-4　牙体全长的测量　　　　图1-5　冠长的测量

操作方法

唇（颊）舌径的测量

唇（颊）舌径：牙冠唇（颊）面与舌面外形高点之间的距离，也称冠厚，其测量方法如图1-6所示。

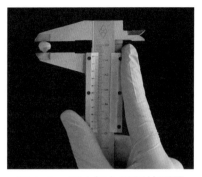

图1-6　唇（颊）舌径的测量

近远中径的测量

近远中径：牙冠近、远中面上最突出点（接触点）之间的距离，也称冠宽，其测量方法如图1-7所示。

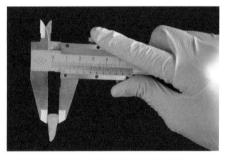

图1-7　近远中径的测量

牙颈部的测量

（1）颈宽的测量。牙冠唇面颈缘处与近、远中缘相交点之间的距离（图1-8）。

（2）颈厚的测量。牙颈唇面与舌面颈缘上最高点之间的距离（图1-9）。

（3）近、远中面颈曲度的测量。邻面颈缘最低点连线到最高点之间的垂直距离（图1-10）。

操作方法

牙颈部的测量

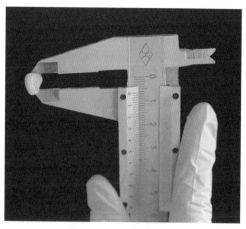

图 1-8 颈宽的测量

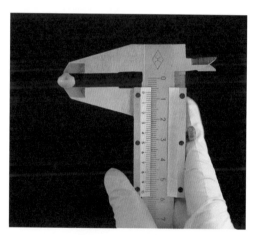

图 1-9 颈厚的测量

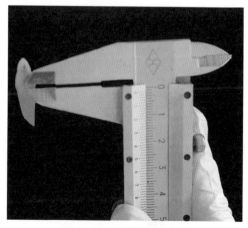

图 1-10 颈曲度的测量

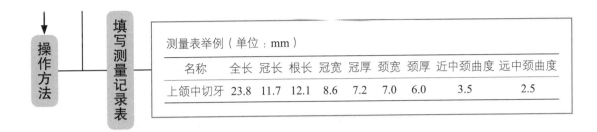

操作方法 — 填写测量记录表

| 测量表举例（单位：mm） | | | | | | | | | |
| --- | --- | --- | --- | --- | --- | --- | --- | --- | --- |
| 名称 | 全长 | 冠长 | 根长 | 冠宽 | 冠厚 | 颈宽 | 颈厚 | 近中颈曲度 | 远中颈曲度 |
| 上颌中切牙 | 23.8 | 11.7 | 12.1 | 8.6 | 7.2 | 7.0 | 6.0 | 3.5 | 2.5 |

### 三、注意事项

（1）正确使用游标卡尺。测量前首先要看清游标卡尺的精度；测量时应使测量爪轻轻夹住被测牙齿，不要夹持过紧，然后用紧固螺母将游标卡尺固定，最后读数；读数时测量物上被测距离的连线必须平行于主尺，视线与游标卡尺刻度面垂直。

（2）离体牙与标准模型牙不同，存在磨耗等现象，因此，测量出的数值可能会有所改变。

# 考核评定

### 牙体形态观察与测量

| 序号 | 考核内容 | 评分标准 | 配分 | 得分 |
| --- | --- | --- | --- | --- |
| 1 | 牙位区分 | 任意选取 15 颗离体牙，让学生辨别牙位。答对一个加 2 分 | 30 | |
| 2 | 熟悉各类牙牙体表面标志 | 教师说出 10 个牙体表面标志（牙尖、边缘嵴等），请学生在离体牙或模型牙上指出。答对一个加 3 分 | 30 | |
| 3 | 游标卡尺的使用 | 实训过程中考核学生是否正确使用游标卡尺及准确读数 | 20 | |
| 4 | 正确测量牙体相关数据 | 通过学生上交的被测牙和测量记录表，检查学生所测数值是否准确。数值错误一个扣 2 分 | 20 | |
| | 合计 | | 100 | |

# 测试题

## 一、单选题

1. 下列关于牙体的形态和功能，哪一项描述是错误的（　　）

A. 根据牙体的形态和功能不同分为切牙、尖牙、前磨牙和磨牙四类

B. 切牙为单根牙

C. 尖牙的主要功能为切割食物

D. 前磨牙牙冠呈立方形，咬合面有 2 ~ 3 个牙尖

E. 磨牙的主要作用是磨细食物

**正确答案：C**

**答案解析：** 基本知识点，尖牙的主要功能为撕裂食物。

2. 下列关于游标卡尺的作用，哪一项是错误的（　　）

A. 主尺用于读取游标卡尺刻度线对应的整毫米数

B. 游标尺用于读取对准主尺上某一条刻度线的游标尺上的刻度数

C. 深度尺用于测量深度

D. 内测量爪用于测量外直径

E. 紧固螺母用于固定游标尺

**正确答案：D**

**答案解析：** 基本知识点，内测量爪用于测量内直径。

3. 冠长是指（　　）

A. 从颈缘的最低点至根尖的距离

B. 从切缘或牙尖顶至根尖距离

C. 牙冠唇（颊）面与舌面外形高点之间的距离

D. 从切缘或牙尖顶至颈缘最低点之间的距离

E. 牙颈唇面与舌面颈缘上最高点之间的距离

**正确答案：D**

**答案解析：** 基本知识点，冠长是从切缘或牙尖顶至颈缘最低点之间的距离。

4. 颈厚是指（　　）

A. 从颈缘的最低点至根尖的距离

B. 牙颈唇面与舌面颈缘上最高点之间的距离

C. 牙冠唇（颊）面与舌面外形高点之间的距离

D. 从切缘或牙尖顶至颈缘最低点之间的距离

E. 牙颈唇面与舌面颈缘上最高点之间的距离

**正确答案：B**

**答案解析：**基本知识点，颈厚是指牙颈唇面与舌面颈缘上最高点之间的距离。

5. 近、远中面颈曲度是指（　　）

A. 邻面颈缘最低点连线到最高点之间的垂直距离

B. 牙颈唇面与舌面颈缘上最高点之间的距离

C. 从切缘或牙尖顶至颈缘最低点之间的距离

D. 牙冠唇（颊）面与舌面外形高点之间的距离

E. 牙颈唇面与舌面颈缘上最高点之间的距离

**正确答案：A**

**答案解析：**基本知识点，近、远中面颈曲度是指邻面颈缘最低点连线到最高点之间的垂直距离。

## 二、问答题

1. 前牙的近、远中面可以通过哪些特征来辨别？

答：（1）近中缘平直，远中缘圆突。

（2）近中面大而平坦，远中面小而圆突。

（3）近中颈曲度大于远中颈曲度。

2. 测量冠厚时如何避免误差的产生？

答：（1）画出唇（颊）、舌面外形高点线有助于测量时参考。

（2）测量过程中正确使用游标卡尺。

# 实训二

## 标准放大三倍石膏牙雕刻

## 任务引领

近年来越来越多的患者追求前牙的美观，无论烤瓷牙、全瓷牙还是瓷贴面，都对口腔医师、技师的前牙美容修复技术提出了更高的要求。相对于前牙，后牙更重要的是功能及咬合平衡。要想达到逼真自然、兼顾功能、患者满意的前牙美学效果，以及高效的后牙咀嚼效率，口腔医、技师扎实的基本功就显得极为重要，医、技双方要心灵手巧，熟练掌握牙体形态。如何牢固掌握牙齿的形态特征呢？作为学生，只有通过反复练习牙体的雕刻技术，将来才有可能得心应手，造福患者。

# （一）标准放大三倍右上颌中切牙石膏牙雕刻

扫描二维码，观看操作视频

## 记忆链接

上颌中切牙的解剖特点如下。

（1）唇面。呈梯形，切1/3可见2条纵行发育沟；近中缘长直，远中缘短而圆突；近中切角近似直角，远中切角圆钝；外形高点位于颈1/3。

（2）舌面。似唇面但略小；中央凹陷为舌窝，四周隆起形成切嵴、边缘嵴和舌隆突；外形高点位于颈1/3。

（3）邻面。呈三角形，远中面较近中面小而突；近中接触区近切角，远中接触区距切角稍远。

（4）牙根。圆锥形单根，唇面宽于舌面，根尖略偏向远中。

# 技术操作

## 一、目的

（1）通过标准放大三倍右上颌中切牙的雕刻，牢固掌握该牙解剖形态，培养平衡感及协调感。

（2）熟悉标准放大三倍上颌中切牙牙体形态描绘及雕刻的方法、步骤，学会正确使用雕刻工具。

## 二、操作规程

器材准备

三倍大牙体线图（图2-1）、浮雕图（图2-2）、石膏切刀（图2-3）、雕刻刀（图2-4）、石膏块（69mm×26mm×22mm）、直尺、铅笔、水杯。

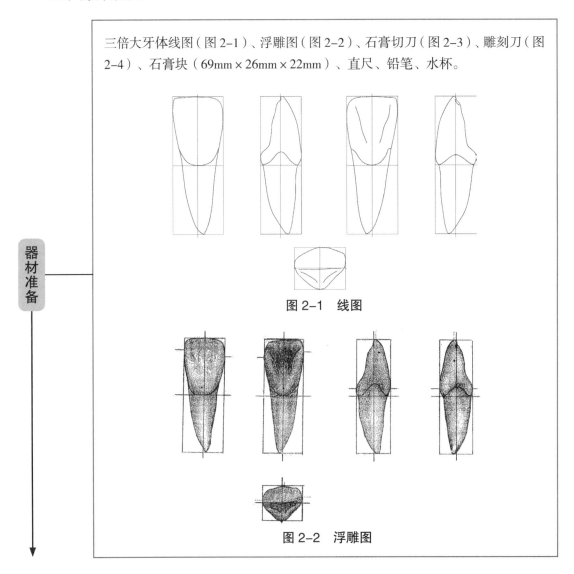

图 2-1　线图

图 2-2　浮雕图

器材准备

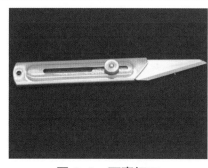

图 2-3 石膏切刀

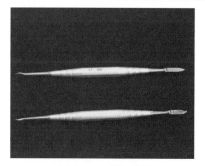

图 2-4 雕刻刀

操作方法

雕刻器具的握持方法

（1）直握式。用于精细雕刻，也是最常用的方法。主要以拇指、示指和中指握刀，环指和小指作为支点（图 2-5）。

（2）横握式。此法多用于粗雕，以右手握住刀柄，刀口向外刃部对着雕刻物，左手同时握着雕刻物，并用示指顶着雕刻物作为支点。雕刻时用左手拇指按压在右手指上推动其沿斜面切割（图 2-6）。

（3）按切式。用于大面积切削，以右手握刀柄，右手拇指和中指作为支点，同时左手示指按压刀背切割雕刻物（图 2-7）。

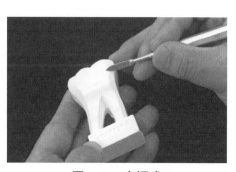

图 2-5 直握式

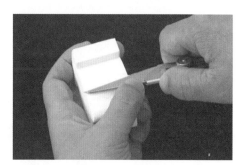

图 2-6 横握式

雕刻器具的握持方法

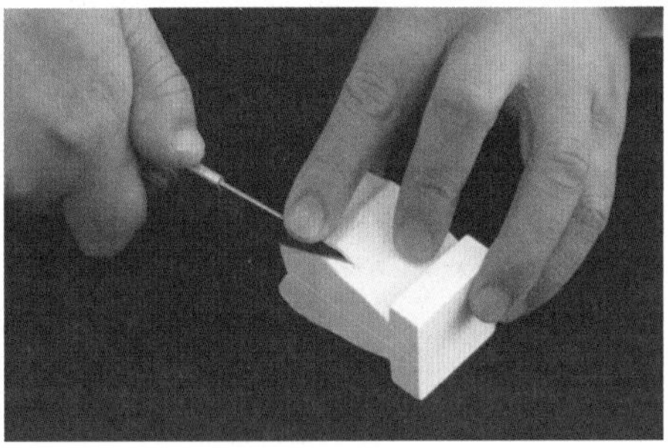

图 2-7　按切式

描绘近远中面初步形态

参照三倍大牙体线图、浮雕图，在石膏块的近、远中面以及唇、舌面上描绘冠根分界线、中线；标出唇、舌面外形高点、近远中面邻接点；确定切缘的位置；描绘近、远中面外形轮廓（图 2-8）。

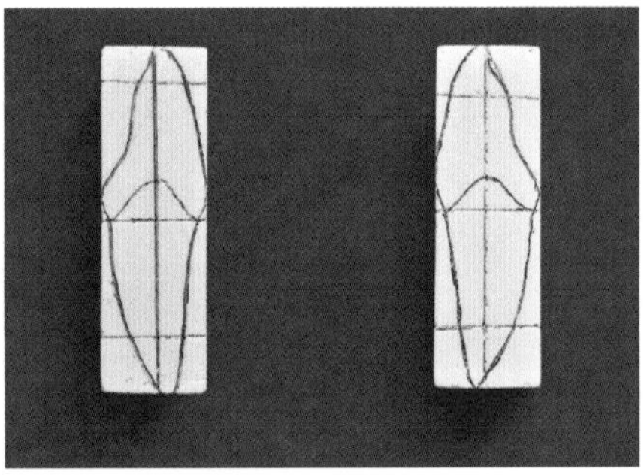

图 2-8　近、远中面绘图后

操作方法

形成近远中面初步外形

用石膏切刀切削近、远中面描绘线的外侧部分，形成邻面的初步轮廓（图 2-9）。

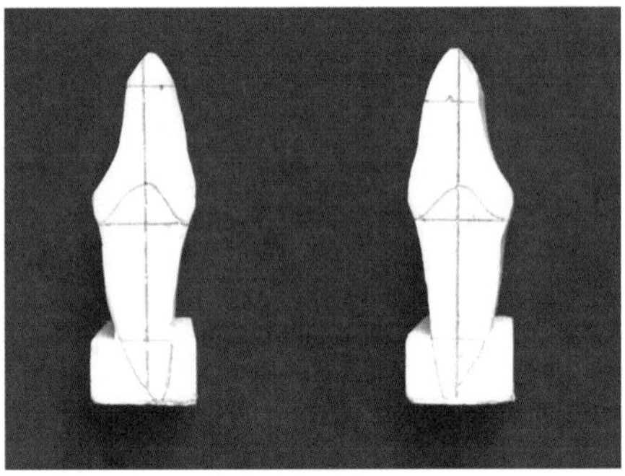

图 2-9　近、远中面切割后

操作方法

描绘唇舌面初步形态

参照线图、浮雕图，在石膏块的唇、舌面恢复冠根分界线、中线；转移近、远中面邻接点的位置，描绘唇、舌面外形轮廓（图2-10）。

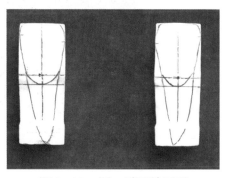

图2-10　唇、舌面绘图后

形成唇舌面初步外形

用石膏切刀切削唇、舌面描绘线的外侧部分，形成唇、舌面的初步轮廓（图2-11）。

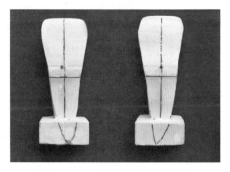

图2-11　唇、舌面切割后

描绘各轴面最突出部分

参照浮雕图，用铅笔描绘石膏牙各轴面最突出部分（图2-12）。

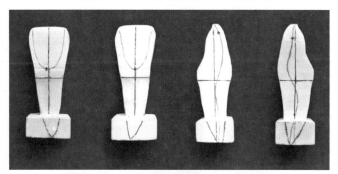

图2-12　各轴面绘出最突出部分后

操作方法

描绘第一次 1/2 等分线

在各轴面最突出部分与外形边缘间画出第一次 1/2 等分线（图 2-13）。

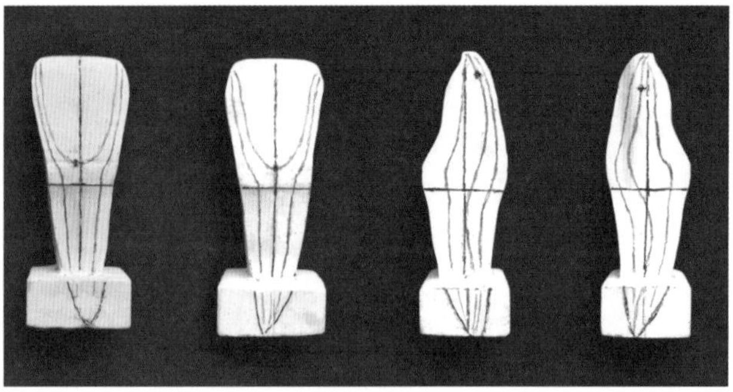

图 2-13　各轴面绘出第一次 1/2 等分线后

切除多余部分

用石膏切刀切除各轴面角，即切除相邻两条等分线之间的多余部分（图 2-14）。

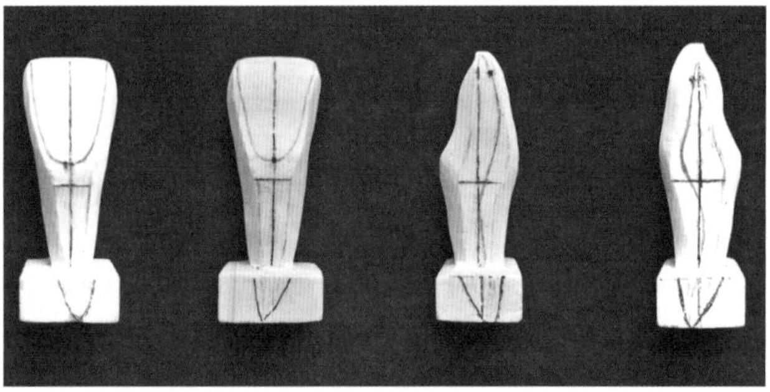

图 2-14　4 个轴面切削后

描绘第二次 1/2 等分线

在各轴面最突出部分与第一次等分线间，以及相邻两条等分线之间描绘第二次 1/2 等分线（图 2-15）。

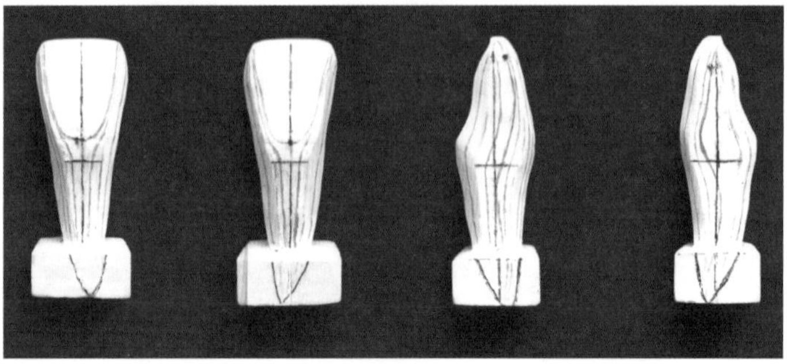

图 2-15　各轴面绘出第二次 1/2 等分线后

操作方法

多面体成形

用石膏切刀切除相邻的两条等分线之间的多余部分（图2-16）。

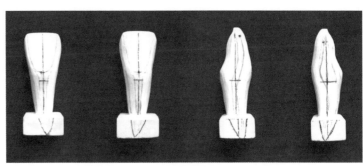

图2-16　4个轴面多面体成形后

牙颈成形

（1）参照线图描绘牙颈线，用雕刻刀将牙颈线勾勒一周，注意深度要适宜。

（2）形成台阶。在牙颈线下方1mm处画线，用雕刻刀沿该线从根方向冠方顺着牙颈线方向轻轻切削，形成浅台阶。

（3）消除台阶。在牙颈线上方1mm处画线，用雕刻刀沿该线从冠方向根方顺着牙颈线方向轻轻切削，消除台阶。

（4）形成牙颈线。用雕刻刀轻轻勾勒出清晰的牙颈线（图2-17）。

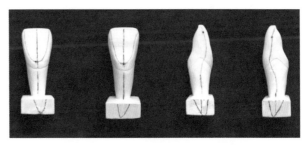

图2-17　牙颈线的4个轴面图

四面体成形

参照浮雕图，用雕刻刀形成牙根外形，修整各个轴面外形，使其与图形的轮廓一致，并流畅衔接（图2-18）。

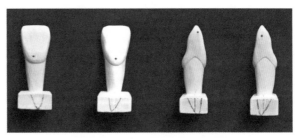

图2-18　4个轴面成形后

参照浮雕图,用雕刻刀形成切端形态(图2-19),使其与各面流畅衔接,并形成由深逐渐变浅的发育沟（图2-20）。

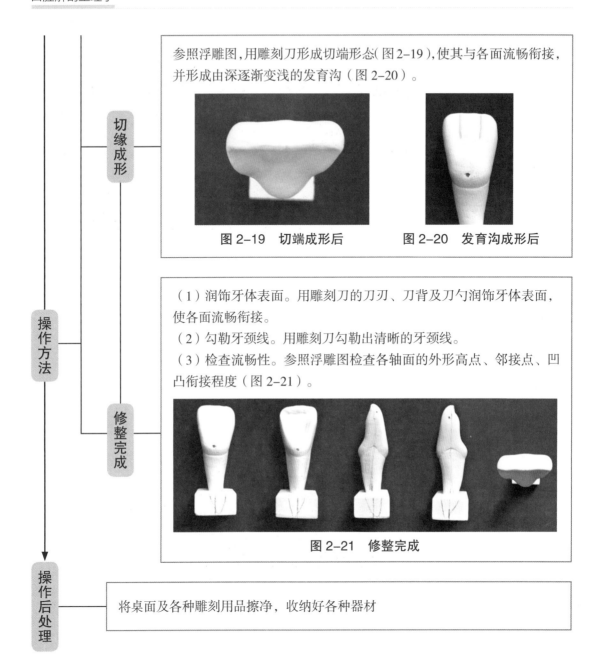

图2-19　切端成形后　　　　图2-20　发育沟成形后

切缘成形

（1）润饰牙体表面。用雕刻刀的刀刃、刀背及刀勺润饰牙体表面,使各面流畅衔接。

（2）勾勒牙颈线。用雕刻刀勾勒出清晰的牙颈线。

（3）检查流畅性。参照浮雕图检查各轴面的外形高点、邻接点、凹凸衔接程度（图2-21）。

图2-21　修整完成

修整完成

操作方法

操作后处理

将桌面及各种雕刻用品擦净,收纳好各种器材

## 三、注意事项

（1）熟悉上颌中切牙的解剖形态,严格按比例进行雕刻。

（2）唇、舌面外形高点、邻接区及牙颈线要准确清晰地标示并保留到牙体雕刻完成。

（3）使用雕刻器械应有稳定的支点,以防雕刻刀滑脱误伤手和石膏牙。

（4）雕刻时应在垫板上操作，以免损坏桌面。养成不用嘴吹粉末的良好习惯，如石膏碎屑过多影响视野，可用牙刷去除。

（5）雕刻过程中应保持桌面及各种工具清洁，雕刻下来的石膏碎屑不宜乱放，应放在指定位置。

（6）为便于自我检查，可用透明薄膜复印线图和浮雕图，在其上描绘中线、冠根分界线、外形高点、邻接点后塑封。

# 考核评定

**标准放大三倍上颌中切牙石膏牙雕刻**

| 序号 | 考核内容 | 评分标准 | 配分 | 得分 |
|---|---|---|---|---|
| 1 | 唇面 | 呈梯形，切龈颈径大于近远中径；切 1/3 有 2 条纵行发育沟；近中缘长而直，远中缘短而圆突；近中切角近似直角，远中切角圆钝；外形高点在颈 1/3 处 | 25 | |
| 2 | 舌面 | 似唇面但较窄小；有明显的边缘嵴、切嵴、舌隆突和舌窝；外形高点位于颈 1/3 | 25 | |
| 3 | 邻面 | 呈三角形，远中面较近中面小而突；近中接触区靠近切角，远中接触区距切角稍远 | 20 | |
| 4 | 切端 | 切端由近中向远中舌侧斜行，位于牙长轴的唇侧。 | 10 | |
| 5 | 牙根 | 圆锥形单根，唇面宽于舌面，自颈 1/3 向根尖部逐渐变细，根尖向远中稍弯曲 | 10 | |
| 6 | 整体情况 | 整体协调，牙体各部分光亮 | 10 | |
| 合计 | | | 100 | |

# 测试题

## 一、单选题

1. 下列关于上颌中切牙的描述，哪一项是错误的（     ）

A. 近中缘较直，远中缘略突

B. 近中切角近似直角

C. 从侧面看切嵴在牙体长轴的舌侧

D. 邻面观近似三角形

E. 根尖较直或略偏远中

正确答案：C

答案解析：基本知识点，侧面观切嵴位于牙体长轴的略偏唇侧。

2. 上颌中切牙牙冠唇、舌面外形高点应在（     ）

A. 牙冠唇、舌面中 1/3 处

B. 牙冠唇、舌面切 1/2 处

C. 牙冠唇、舌面切 1/3 处

D. 牙冠唇、舌面颈缘处

E. 牙冠唇、舌面颈 1/3 处

正确答案：E

答案解析：本知识点为牙体解剖最基本的内容，强调唇、舌面外形高点的位置。

3. 判断上颌中切牙左右的最重要依据是（     ）

A. 牙冠近中缘较直，远中缘略突

B. 近中切角近似直角，远中切角圆钝

C. 近中面较大而平坦，远中面较小而圆突

D. 切嵴由近中唇侧向远中舌侧斜行

E. 近中边缘嵴长而锐利

正确答案：B

答案解析：区分左右最重要的依据是近中切角近似直角，远中切角圆钝，强调左右牙位的鉴别。

4. 下列关于上颌中切牙唇面形态的描述，哪一项是错误的（　　）

A. 近中切角近似直角

B. 远中切角为锐角

C. 切 1/3 有两条发育沟

D. 初萌时可见 3 个切缘结节

E. 冠长大于冠宽

正确答案：B

答案解析：基本知识点，强调牙体唇面形态。

5. 下列有关上颌中切牙近、远中面邻接点的描述，正确的是（　　）

A. 近中邻接点位于切 1/3 靠近切角处

B. 远中邻接点位于切 1/3 紧靠切角处

C. 近中邻接点位于切 1/3 距切角稍远处

D. 近、远中邻接点均在颈 1/3 与中 1/3 交界处

E. 近中邻接点比远中邻接点更偏向舌侧

正确答案：A

答案解析：近中邻接点位于切 1/3 靠近切角处，远中邻接点距切角稍远，近中邻接点比远中邻接点更偏向唇侧，强调上颌中切牙邻面接触区的位置。

## 二、简答题

1. 上颌中切牙唇面的解剖特点有哪些？

答：（1）唇面呈梯形，切龈径大于近远中径。

（2）切 1/3 可见两条纵行发育沟，近中缘长而直，远中缘短而圆突。

（3）近中切角近似直角，远中切角圆钝。

（4）唇面外形高点位于颈 1/3 处。

2. 如何描绘 1/2 等分线？

答：（1）在各轴面最突出部分与外形边缘间画出第一次 1/2 等分线。

（2）在各轴面最突出部分与第一次等分线间，以及相邻两条等分线之间描绘第二次 1/2 等分线。

3. 如何形成清晰的牙颈线？

答：（1）首先描绘牙颈线。用雕刻刀将牙颈线勾勒一周，注意深度要适宜。

（2）形成台阶。在牙颈线下方1mm处画线，用雕刻刀沿该线从根方向冠方顺着牙颈线方向轻轻切削，形成浅台阶。

（3）消除台阶。在牙颈线上方1mm处画线，用雕刻刀沿该线从冠方向根方顺着牙颈线方向轻轻切削，消除台阶。

（4）形成牙颈线。用雕刻刀轻轻勾勒出清晰的牙颈线。

# （二）标准放大三倍右上颌第一磨牙石膏牙雕刻

扫描二维码，观看操作视频

## 记忆链接

上颌第一磨牙的解剖特点如下。

（1）颊面。似梯形，殆缘大于颈缘；近中缘较平直，远中缘较圆突；近中颊尖略宽于远中颊尖，两尖之间有颊沟；颈缘线大致水平，在根分叉处有根间突起；外形高点位于颈 1/3 处。

（2）舌面。与颊面相似或略小；近中舌尖宽于远中舌尖，两舌尖之间有远中舌沟，偏向远中；在近中舌尖舌侧偶有第五牙尖；舌侧牙颈线较平；外形高点在中 1/3 处。

（3）邻面。似梯形，颊侧缘较直，舌侧缘圆突；近中面宽大平坦，远中面狭小圆突；外形高点在殆 1/3 处，近中面接触区较远中面接触区更靠近颊侧。

（4）殆面。呈斜方形，近中颊殆角和远中舌殆角为锐角，其余 2 个为钝角；4 个牙尖，近中舌尖最大，远中舌尖最小；4 条三角嵴，其中近中舌尖三角嵴与远中颊尖三角嵴斜形相连形成斜嵴；斜嵴将殆面分成较大的近中窝（中央窝）和较小的远中窝，在中央窝的近中有近中点隙；中央窝最深，窝内有中央点隙，远中窝次之，近中点隙最浅，中央窝在中轴上，远中窝偏向舌侧；殆面有 3 条发育沟：近中沟、颊沟和远中舌沟。

（5）牙根。三根，近中颊根、远中颊根和舌根，其中舌根最大。

## 技术操作

### 一、目的

（1）通过标准放大三倍右上颌第一磨牙的雕刻，牢固掌握该牙解剖形态，培养平衡感及协调感。

（2）熟悉标准放大三倍上颌第一磨牙牙体形态描绘及雕刻的方法、步骤，学会正确使用雕刻工具。

## 二、操作规程

器材准备

三倍大牙体线图（图2-22）、浮雕图（图2-23）、石膏切刀、雕刻刀、石膏块（59mm×30mm×34mm）、直尺、铅笔、水杯。

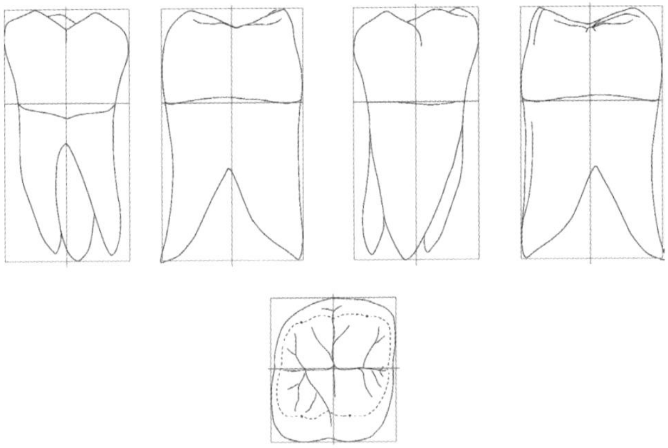

图2-22　线图

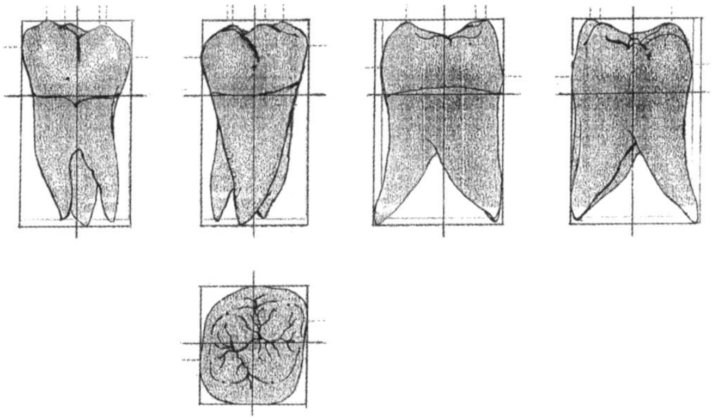

图2-23　浮雕图

操作方法

描绘近远中面初步形态

参照三倍大牙体线图、浮雕图，在石膏块的近、远中面以及颊、舌面上描绘冠根分界线、中线；标出近、远中面邻接点，颊、舌面外形高点；确定𬌗面上近中颊尖、远中颊尖、近中舌尖、远中舌尖的位置，并与透明线图对比；描绘出近、远中面外形轮廓（图2-24）。

描绘近远中面初步形态

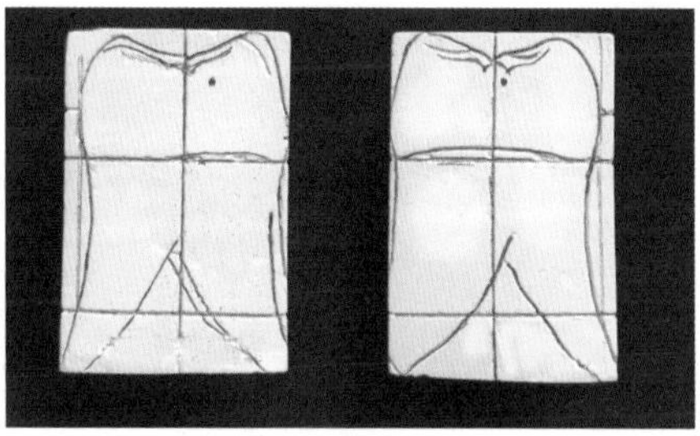

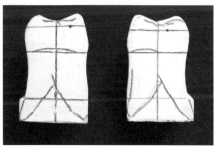

图2-24　近、远中面绘图后

操作方法

形成近远中面初步外形

用石膏切刀切削近、远中面描绘线的外侧部分，形成近、远中面的初步轮廓（图2-25）。切削时注意先将舌侧牙尖点的位置转移到各轴面，切割后在𬌗面恢复牙尖标志点，形成舌侧牙尖高度。

图2-25　近、远中面切割后

描绘颊舌面初步形态

参照线图、浮雕图，在石膏块的颊、舌面恢复冠根分界线、中线；转移近、远中面邻接点的位置，描绘颊、舌面外形轮廓（图2-26）。

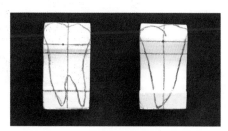

图2-26　颊、舌面绘图后

形成颊舌面初步外形

用石膏切刀切削颊、舌面描绘线的外侧部分，形成颊、舌面的初步轮廓（图 2-27）。

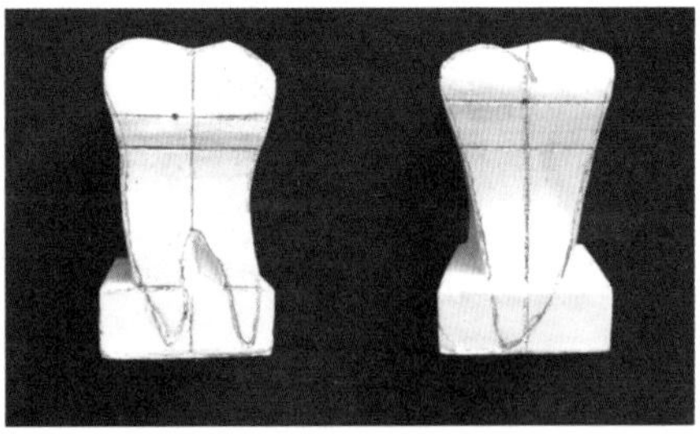

图 2-27　颊、舌面切割后

操作方法

描绘各轴面最突出部分

参照浮雕图，描绘石膏牙各轴面最突出部分（图 2-28）。

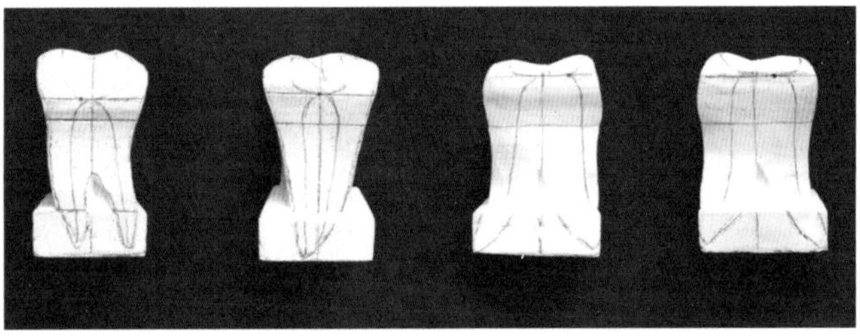

图 2-28　各轴面绘出最突出部分后

描绘第一次 1/2 等分线

在各轴面最突出部分与外形边缘间画出第一次 1/2 等分线（图 2-29）。

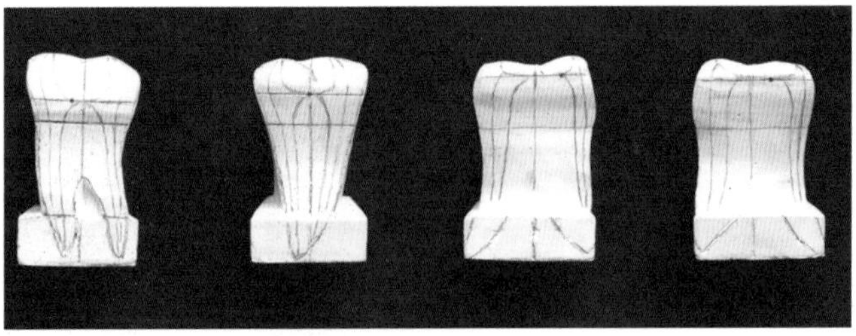

图 2-29　各轴面绘出第一次 1/2 等分线后

操作方法

切除多余部分

用石膏切刀切除各轴面角，即切除相邻两条等分线之间的多余部分（图2-30）。

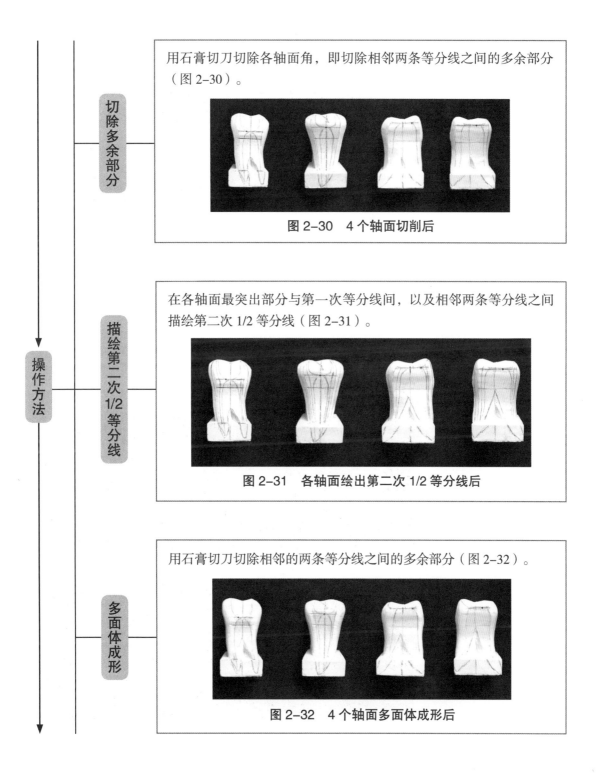

图2-30　4个轴面切削后

描绘第二次1/2等分线

在各轴面最突出部分与第一次等分线间，以及相邻两条等分线之间描绘第二次1/2等分线（图2-31）。

图2-31　各轴面绘出第二次1/2等分线后

多面体成形

用石膏切刀切除相邻的两条等分线之间的多余部分（图2-32）。

图2-32　4个轴面多面体成形后

四面体成形

参照浮雕图，用雕刻刀形成牙根外形，修整各轴面外形，使其与图形的轮廓一致，并流畅衔接（图2-33）。

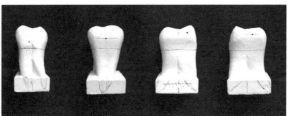

图2-33 4个轴面成形后

操作方法

牙颈成形

（1）参照线图描绘牙颈线，并与透明线图对比（图2-34）。

（2）用雕刻刀将牙颈线勾勒一周，注意深度要适宜。

（3）形成台阶。在牙颈线下方1mm处画线，用雕刻刀沿该线从根方向冠方，顺着牙颈线方向轻轻切削，形成浅台阶。

（4）消除台阶。在牙颈线上方1mm处画线，用雕刻刀沿该线从冠方向根方，顺着牙颈线方向轻轻切削，消除台阶。

（5）形成牙颈线。用雕刻刀轻轻勾勒出清晰的牙颈线（图2-35）。

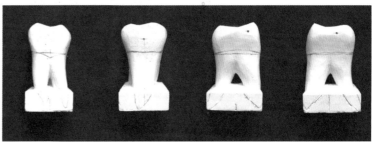

图2-34 描绘完牙颈线后

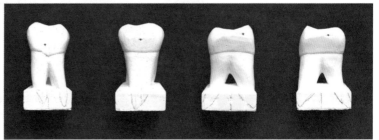

图2-35 牙颈线形成后

（1）确定各个牙尖的大小。参照线图，在石膏牙上画出中央沟、颊沟、远中舌沟，用雕刻刀勾勒出各个牙尖大小（图2-36）。

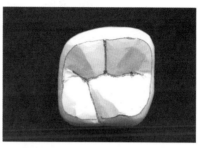

图2-36　画完𬌗面发育沟后

（2）形成窝、沟、点隙。按照中央窝最深、近中点隙最浅的原则，用雕刻刀勾勒出窝、沟、点隙（图2-37）。

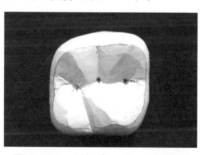

图2-37　刻好窝、沟、点隙后

（3）确定三角嵴的走向与形态。参照线图绘出各个三角嵴走向，用雕刻刀形成三角嵴。

（4）雕刻副沟。按照发育沟深于副沟的原则，用雕刻刀的刀尖勾勒出副沟（图2-38，2-39）。

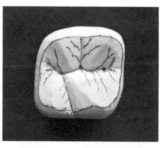
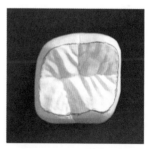

图2-38　画好副沟后　　　　　图2-39　刻好副沟后

操作方法

𬌗面成形

操作方法 — 修整完成

润饰牙体表面：用雕刻刀的刀刃、刀背及刀勺润饰牙体表面，使各面流畅衔接（图2-40）。

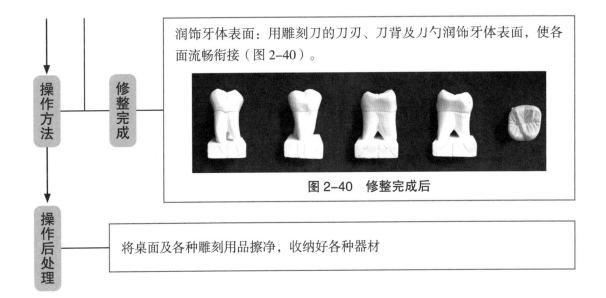

图2-40 修整完成后

操作后处理 — 将桌面及各种雕刻用品擦净，收纳好各种器材

### 三、注意事项

（1）熟悉上颌第一磨牙的解剖形态，严格按比例进行雕刻。

（2）颊、舌面外形高点、邻接区及牙颈线要准确清晰地标示并保留到牙体雕刻完成。

（3）使用雕刻器械应有稳定的支点，以防雕刻刀滑脱误伤手和石膏牙。

（4）雕刻时应在垫板上操作，以免损坏桌面。养成不用嘴吹粉末的良好习惯，如石膏碎屑过多影响视野，可用牙刷去除。

（5）雕刻过程中应保持桌面及各种工具清洁，雕刻下来的石膏碎屑不宜乱放，应放在指定位置。

（6）为便于自我检查，可用透明薄膜复印线图和浮雕图，在其上描绘中线、冠根分界线、外形高点、邻接点后塑封。

# 考核评定

## 标准放大三倍上颌第一磨牙石膏牙雕刻

| 序号 | 考核内容 | 评分标准 | 配分 | 得分 |
|---|---|---|---|---|
| 1 | 颊面 | 似梯形，𬌗缘大于颈缘；近中缘较平直，远中缘较圆突；近中颊尖略宽于远中颊尖，两尖之间有颊沟；颈缘线大致水平，在根分叉处有根间突起，外形高点位于颈 1/3 处 | 20 | |
| 2 | 舌面 | 与颊面相似或略小；近中舌尖宽于远中舌尖，两舌尖之间有远中舌沟，偏向远中；舌侧牙颈线较平；外形高点在中 1/3 处 | 20 | |
| 3 | 邻面 | 似梯形，颊侧缘较直，舌侧缘圆突；近中面宽大平坦，远中面狭小圆突；外形高点在𬌗 1/3 处，近中接触区较远中面接触区更靠近颊侧 | 20 | |
| 4 | 𬌗面 | 呈斜方形，近中颊𬌗角为锐角、近中舌𬌗角为钝角；近中舌尖最大，远中舌尖最小；近中舌尖三角嵴与远中颊尖三角嵴斜形相连形成斜嵴；𬌗面有较大的近中窝（中央窝）和较小的远中窝；𬌗面有 3 条发育沟：近中沟、颊沟和远中舌沟 | 20 | |
| 5 | 牙根 | 三根，近中颊根、远中颊根和舌根；根的形态；轴面角的衔接；分根的位置 | 10 | |
| 6 | 整体情况 | 整体协调，牙体各部分光亮 | 10 | |
| 合计 | | | 100 | |

# 测试题

## 一、单选题

1. 对外形高点的解释哪一项是正确的（　　）

A. 牙冠各面最突出的部分

B. 邻面最突出的部分

C. 牙体各面的最高点

D. 牙体长轴与水平面成垂直关系时，牙冠各面最突出的部分

E. 牙体各轴面最突出的部分

正确答案：E

答案解析：基本知识点，外形高点是牙体各轴面最突出部分。

2. 上颌第一磨牙颊面外形高点应在（　　）

A. 颊面中 1/3 处

B. 颊面颈 1/3 处

C. 颊面颈 1/3 与中 1/3 交界处

D. 颊面中 1/2 处

E. 颊面颈 1/2 处

正确答案：B

答案解析：本知识点为牙体解剖最基本的内容，强调颊、舌面外形高点的位置。颊面外形高点位于颈 1/3。

3. 上颌第一磨牙𬌗面斜嵴是（　　）

A. 近中舌尖三角嵴与远中颊尖三角嵴在𬌗面中央斜形相连所构成

B. 近中颊尖三角嵴与远中颊尖三角嵴在𬌗面中央斜形相连所构成

C. 近中舌尖三角嵴与远中舌尖三角嵴在𬌗面中央斜形相连所构成

D. 近中颊尖三角嵴与远中舌尖三角嵴在𬌗面中央斜形相连所构成

E. 近中舌尖三角嵴与近中颊尖三角嵴在𬌗面中央斜形相连所构成

正确答案：A

答案解析：本知识点为牙体解剖最基本的内容，斜嵴是上颌磨𬌗面特征。由近中

舌尖三角嵴与远中颊尖三角嵴在拾面中央斜形相连所构成。

4. 在上颌第一磨牙的什么位置常有第五牙尖（约占40%）（　　）

A. 近中颊尖

B. 远中颊尖

C. 近中舌尖的舌侧

D. 远中舌尖

E. 远中尖

**正确答案：C**

**答案解析：** 基本知识点，强调牙体基本形态。在近中舌尖舌侧偶有第五牙尖。

5. 上颌第一磨牙拾面呈斜方形，下列描述正确的是（　　）

A. 近中颊拾角为锐角

B. 远中舌拾角为钝角

C. 近中舌拾角为锐角

D. 远中颊拾角为锐角

E. 近中颊拾角为钝角

**正确答案：A**

**答案解析：** 基本知识点，上颌第一磨牙拾面外形为斜方形，近中颊拾角和远舌拾角为锐角，其余2个为钝角。

## 二、简答题

1. 上颌第一磨牙拾面形态特征有哪些?

答：（1）拾面外形为斜方形，近中颊拾角和远中舌拾角为锐角，其余2个为钝角。

（2）4个牙尖，近中舌尖最大，远中舌尖最小。

（3）4条三角嵴，其中近中舌尖三角嵴与远中颊尖三角嵴斜形相连形成斜嵴；斜嵴将拾面分成较大的近中窝（中央窝）和较小的远中窝，在中央窝的近中有近中点隙。

（4）中央窝最深，窝内有中央点隙，远中窝次之，近中点隙最浅，中央窝在中轴上，远中窝偏向舌侧。

（5）拾面有3条发育沟：近中沟、颊沟（起自中央点隙）和远中舌沟。

2.上颌第一磨牙𬌗面如何雕刻?

答:在石膏牙外形成形后再雕刻𬌗面,雕刻可分以下几步。

(1)确定各个牙尖的大小。参考线图,在石膏牙上画出中央沟、颊沟、远中舌沟,并勾勒。

(2)形成窝、沟、点隙。按照中央窝最深、近中点隙最浅的原则,用雕刻刀勾勒出窝、沟、点隙。

(3)确定三角嵴走向与形态。参照线图绘出各个三角嵴的走向,用雕刻刀形成三角嵴。把刀刃置于副沟,刀刃卧于三角嵴的最突处附近,分别从𬌗缘向中央沟方向用力。

(4)雕刻副沟。按照发育沟深于副沟的原则,用雕刻刀的刀尖雕刻副沟。靠近𬌗缘的另一半副沟需要用刀勺形成凹陷。

# (三)标准放大三倍右下颌第一磨牙石膏牙雕刻

扫描二维码,观看操作视频

## 记忆链接

下颌第一磨牙的解剖特点如下。

（1）颊面。呈倒梯形，近中缘长而直，远中缘短而圆突，殆缘较颈缘长；殆缘处可见近中颊尖、远中颊尖及远中尖的半个牙尖，三者之间由颊沟、远中颊沟分隔开，颊沟末端有点隙；外形高点位于颈 1/3。

（2）舌面。似颊面，小而圆突；殆缘处可看见近中舌尖、远中舌尖，两者由舌沟分隔开，舌沟末端无点隙；外形高点位于中 1/3。

（3）邻面。呈四边形，颊尖较舌尖低，牙冠明显向舌侧倾斜；近中面宽平而远中面窄小圆突；近远中接触区均位于殆 1/3 偏颊侧。

（4）殆面。呈长方形，5-5-3 结构，即 5 个牙尖（近中颊尖、远中颊尖、远中尖、近中舌尖、远中舌尖）、5 条发育沟（颊沟、舌沟、近中沟、远中沟、远颊沟）和 3 个窝（中央窝、近中窝、远中窝）。

（5）牙根。近、远中双根，扁而厚；根尖偏向远中。

## 技术操作

### 一、目的

（1）通过标准放大三倍右下颌第一磨牙的雕刻，牢固掌握该牙解剖形态，培养平衡感及协调感。

（2）熟悉标准放大三倍下颌第一磨牙牙体形态描绘及雕刻的方法、步骤，熟练使用雕刻工具。

## 二、操作规程

器材准备

三倍大牙体线图（图2-41）、浮雕图（图2-42）、石膏切刀、雕刻刀、石膏块（62mm×34mm×32mm）、直尺、铅笔、水杯。

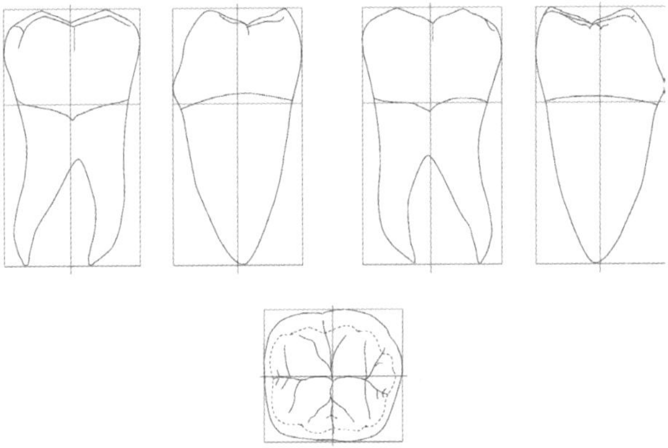

图 2-41　线图

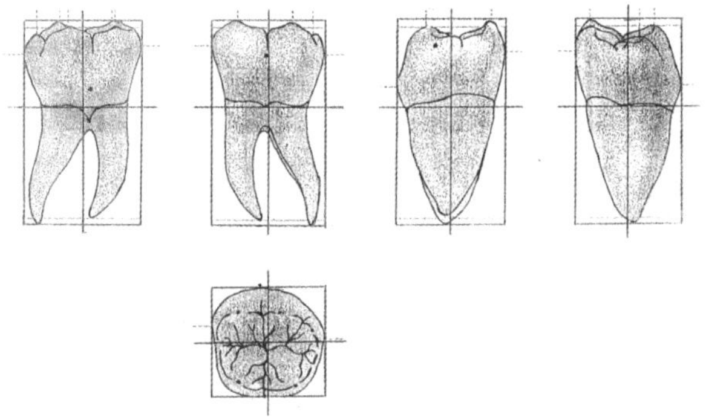

图 2-42　浮雕图

操作方法

描绘近远中面初步形态

参照三倍大牙体线图、浮雕图，在石膏块的近、远中面以及颊、舌面上描绘冠根分界线、中线；标出近、远中面邻接点，颊、舌面外形高点；确定𬌗面上各牙尖的位置，并与透明线图对比；描绘出近、远中面外形轮廓（图2-43）。

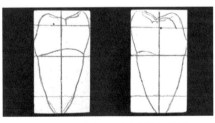

图 2-43　近、远中面绘图后

操作方法

形成近远中面初步外形

用石膏切刀切削近、远中面描绘线的外侧部分，形成近、远中面的初步轮廓（图2-44）。切削时注意先将颊侧牙尖点的位置转移到各轴面，切割后在殆面恢复牙尖标志点，形成颊侧牙尖高度。

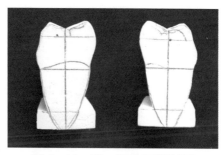

图2-44 近、远中面切割后

描绘颊舌面初步形态

参照线图、浮雕图，在石膏块的颊、舌面恢复冠根分界线、中线；转移近、远中面邻接点的位置，描绘颊、舌面外形轮廓（图2-45）。

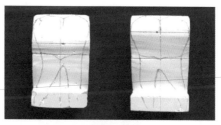

图2-45 颊、舌面绘图后

形成颊舌面初步外形

用石膏切刀切削颊、舌面描绘线的外侧部分，形成颊、舌面的初步轮廓（图2-46）。

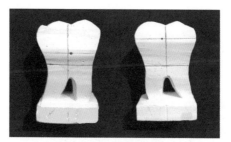

图2-46 颊、舌面切割后

描绘各轴面最突出部分

参照浮雕图，描绘石膏牙各轴面最突出部分（图2-47）。

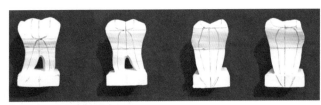

图2-47　各轴面绘出最突出部分后

描绘第一次1/2等分线

在各轴面最突出部分与外形边缘间画出第一次1/2等分线（图2-48）。

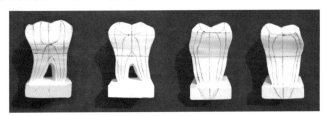

图2-48　各轴面绘出第一次1/2等分线后

操作方法

切除多余部分

用石膏切刀切除各轴面角，即切除相邻两条等分线之间的多余部分（图2-49）。

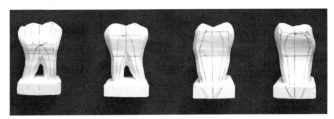

图2-49　4个轴面切削后

描绘第二次1/2等分线

在各轴面最突出部分与第一次等分线间，以及相邻两条等分线之间描绘第二次1/2等分线（图2-50）。

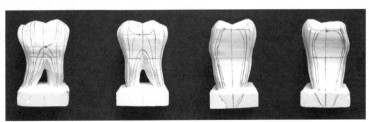

图2-50　各轴面绘出第二次1/2等分线后

多面体成形

用石膏切刀切除相邻的两条等分线之间的多余部分（图2-51）。

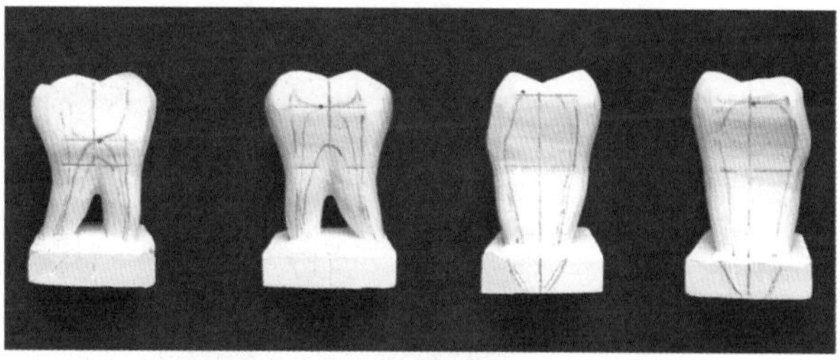

图2-51 4个轴面多面体成形后

四面体成形

参照浮雕图，用雕刻刀形成牙根外形，修整各轴面外形，使其与图形的轮廓一致，并流畅衔接（图2-52）。

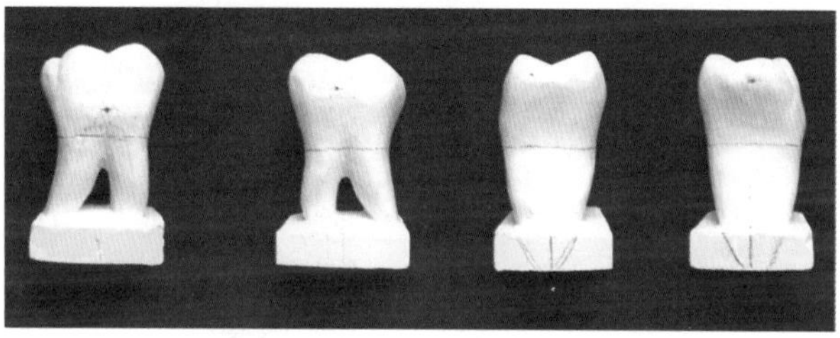

图2-52 4个轴面成形后

操作方法

牙颈成形

（1）参照线图描绘牙颈线，并与透明线图对比（图2-53）。

（2）用雕刻刀将牙颈线勾勒一周，注意深度要适宜。

（3）形成台阶。在牙颈线下方1mm处画线，用雕刻刀沿该线从根方向冠方，顺着牙颈线方向轻轻切削，形成浅台阶。

（4）消除台阶。在牙颈线上方1mm处画线，用雕刻刀沿该线从冠方向根方，顺着牙颈线方向轻轻切削，消除台阶。

（5）形成牙颈线。用雕刻刀轻轻勾勒出清晰的牙颈线（图2-54）。

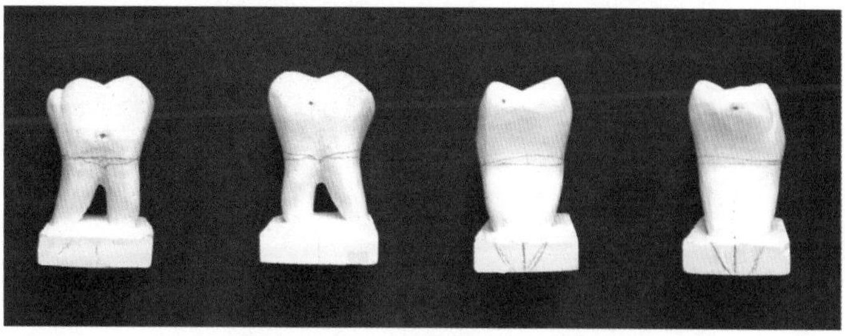

图2-53 描绘完牙颈线后

牙颈成形

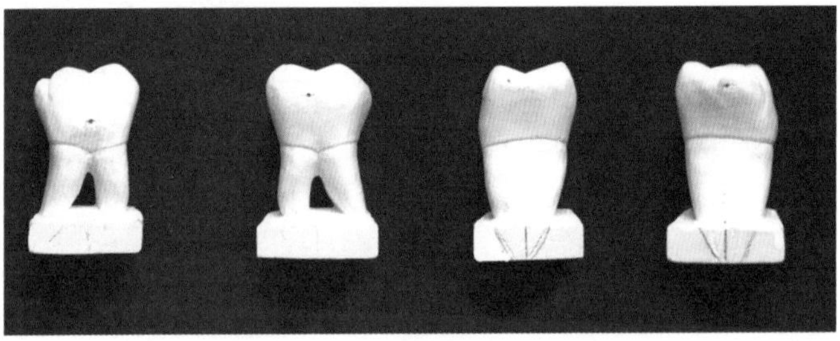

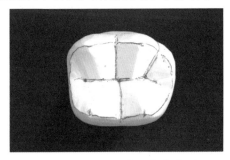

图 2-54　牙颈线形成后

操作方法

殆面成形

（1）确定各个牙尖的大小。参照线图，在石膏牙上画出近中沟、远中沟、颊沟、远颊沟、舌沟，并用雕刻刀勾勒（图 2-55）。

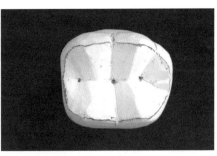

图 2-55　画完殆面发育沟后

（2）形成窝、沟、点隙。按照中央窝最深、近中点隙最浅的原则，用雕刻刀形成窝、沟、点隙（图 2-56）。

图 2-56　刻好窝、沟、点隙后

（3）确定三角嵴的走向与形态。参照线图，描绘出各个三角嵴的走向，用雕刻刀形成三角嵴。

（4）雕刻副沟。按发育沟深于副沟的原则，用雕刻刀的刀尖勾勒副沟（图2-57，2-58）。

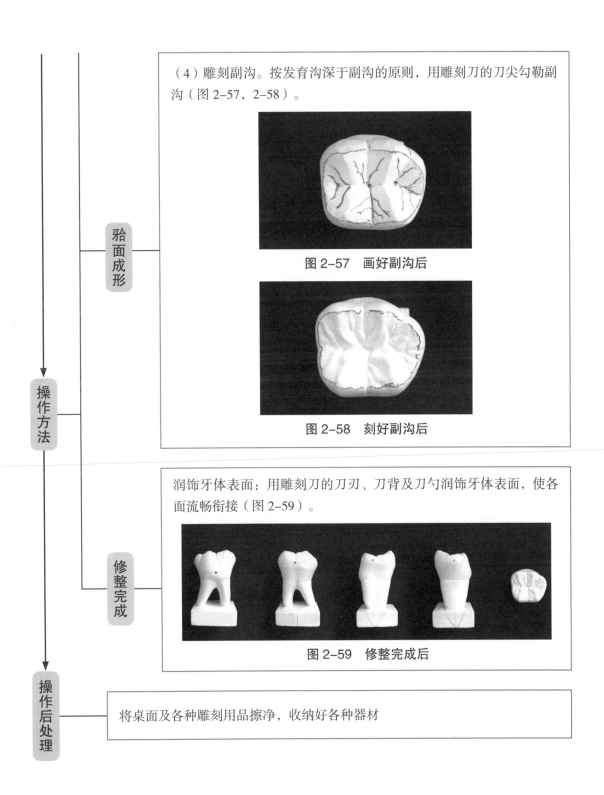

图2-57　画好副沟后

图2-58　刻好副沟后

润饰牙体表面：用雕刻刀的刀刃、刀背及刀勺润饰牙体表面，使各面流畅衔接（图2-59）。

图2-59　修整完成后

将桌面及各种雕刻用品擦净，收纳好各种器材

### 三、注意事项

（1）熟悉下颌第一磨牙的解剖形态，严格按比例进行雕刻。

（2）颊、舌面外形高点、邻接区及牙颈线要准确清晰地标示并保留到牙体雕刻完成。

（3）使用雕刻器械应有稳定的支点，以防雕刻刀滑脱误伤手和石膏牙。

（4）雕刻时应在垫板上操作，以免损坏桌面。养成不用嘴吹粉末的良好习惯，如石膏碎屑过多影响视野，可用牙刷去除。

（5）雕刻过程中应保持桌面及各种工具清洁，雕刻下来的石膏碎屑不宜乱放，应放在指定位置。

（6）为便于自我检查，可用透明薄膜复印线图和浮雕图，在其上描绘中线、冠根分界线、外形高点、邻接点后塑封。

## 考核评定

**标准放大三倍下颌第一磨牙石膏牙雕刻**

| 序号 | 考核内容 | 评分标准 | 配分 | 得分 |
|---|---|---|---|---|
| 1 | 颊面 | 呈倒梯形，近远中径大于𬌗龈径；𬌗缘处可见近中颊尖、远中颊尖及远中尖的半个牙尖，三者之间由颊沟、远中颊沟分隔开，颊沟末端有点隙；外形高点位于颈 1/3 | 25 | |
| 2 | 舌面 | 似颊面小而圆突；𬌗缘处可看见近、远舌尖由舌沟分隔开，舌沟末端无点隙；外形高点位于中 1/3 | 15 | |
| 3 | 邻面 | 呈四边形，颊尖较舌尖低，牙冠明显向舌侧倾斜；近中面宽平而远中面窄小圆突；近、远中接触区均位于𬌗 1/3 偏颊侧 | 15 | |
| 4 | 𬌗面 | 呈长方形，5 个牙尖，5 条发育沟，3 个窝分布及大小正确，清新明了 | 25 | |
| 5 | 牙根 | 近、远中双根，扁而厚；根尖偏向远中 | 10 | |
| 6 | 整体情况 | 整体协调，牙体各部分光亮 | 10 | |
| 合计 | | | 100 | |

# 测试题

## 一、单选题

1. 下颌第一磨牙的最小牙尖是哪一个（　　）

A. 近中颊尖

B. 远中尖

C. 近中舌尖

D. 远中舌尖

E. 远中颊尖

正确答案：B

答案解析：基本知识点，牙尖从大到小的顺序为近舌尖、远舌尖、近颊尖、远颊尖、远中尖。

2. 远中尖位于（　　）

A. 颊面

B. 舌面

C. 近中面

D. 远中面

E. 颊面与远中面交界处

正确答案：E

答案解析：本知识点为牙体解剖最基本的内容，远中尖位于颊面与远中面交界处。

3. 下列关于区分上、下颌磨牙的依据中，哪一项是错误的（　　）

A. 上颌磨牙的牙冠呈斜方形

B. 上颌磨牙的牙冠较直

C. 下颌磨牙的牙冠倾向舌侧

D. 上颌磨牙颊尖钝而舌尖锐

E. 下颌磨牙一般为双根

正确答案：D

答案解析：区分上、下磨牙的依据是上颌牙冠为斜方形，下颌牙冠为长方形；上颌牙冠直，颊尖锐、舌尖钝，下颌牙冠偏舌侧，舌尖锐、颊尖钝；上颌为二根，下颌为双根。

4.下列关于下颌第一磨牙区分左右的依据中，哪一项是错误的（    ）

A.近中面大于远中面

B.牙冠舌倾，颊侧𬌗缘可见 3 个牙尖

C.𬌗面近中边缘嵴高于远中边缘嵴

D.远中尖位于远中颊侧

E.根尖偏近中

**正确答案：** E

**答案解析：** 为最基本知识点，强调左右牙位鉴别。

5.下列关于下颌第一磨牙近、远中面邻接点的描述，正确的是（    ）

A.近中邻接点位于𬌗 1/3 靠近颊侧处

B.远中邻接点位于𬌗 1/3 靠近舌侧处

C.近中邻接点位于中 1/3 靠近颊侧处

D.近、远中邻接点均在颈 1/3 靠近颊侧处

E.近中邻接点比远中邻接点更偏向舌侧

**正确答案：** A

**答案解析：** 近、远中邻接点位于𬌗 1/3 靠近颊侧处，强调下颌第一磨牙邻面接触区的位置。

## 二、简答题

1.简述下颌第一磨牙𬌗面形态。

答：（1）边缘嵴。颊𬌗边缘嵴长于舌𬌗边缘嵴；近𬌗边缘嵴较长且平直；远𬌗边缘嵴较短而圆突。

（2）牙尖。颊侧 3 个，舌侧 2 个；近中舌尖最大，远中舌尖、近中颊尖、远中颊尖次之，远中尖最小；远中尖位于颊面与远中面交界处；颊尖为功能尖，短而圆钝；舌尖为非功能尖，长而尖锐。

（3）窝、沟、点隙。有中央窝、近中窝和远中窝，三个窝内分别各有 1 个点隙。

有颊沟、远颊沟、舌沟、近中沟和远中沟 5 条发育沟。

2. 简述下颌第一恒磨牙与下颌第二乳磨牙的鉴别。

答：（1）第二乳磨牙的牙冠较小，色乳白。

（2）第二乳磨牙的牙冠颈部明显缩小，颈嵴较突。

（3）下颌第二乳磨牙的近中颊尖、远中颊尖及远中尖大小相等，而下颌第一恒磨牙此三尖中，远中尖最小。

（4）下颌第二乳磨牙为双根，但根干短，根分叉显著增大。

（5）第一乳磨牙、第二乳磨牙的体积依次增大；而第一、二、三恒磨牙的体积依次减小。

# 实训三

## 标准一倍蜡牙冠雕刻

# 任务引领

牙体雕刻是口腔医务工作者的一项基本功，而在牙列上进行标准一倍蜡牙冠雕刻更为重要。通过蜡牙冠雕刻练习，不仅能提高动手操作能力，更能帮助学生进一步理解牙体的解剖特征及其与邻牙、对殆牙的咬合接触关系等，是临床上准确修复缺损的牙体、制作功能良好兼具美观的修复体的前提和基础。因此，作为未来的口腔医师，要努力练好此项技能，以便更好地运用于今后的口腔临床工作中。

# （一）上颌中切牙标准一倍蜡牙冠雕刻

扫描二维码，观看操作视频

# 记忆链接

上颌中切牙的解剖特点如下。

（1）唇面。呈梯形，切1/3可见2条纵行发育沟，近中缘长而直，远中缘短而圆突；近中切角近似直角，远中切角圆钝；外形高点位于颈1/3。

（2）舌面。似唇面但略小；中央凹陷为舌窝，四周隆起形成切嵴、边缘嵴和舌隆突；外形高点位于颈1/3。

（3）邻面。呈三角形，远中面较近中面小而突；近中接触区近切角，远中接触区距切角稍远。

（4）牙根。圆锥形单根，唇面宽于舌面，根尖略偏向远中。

# 技术操作

## 一、目的

（1）通过上颌中切牙标准一倍蜡牙冠的雕刻，加深对上颌中切牙牙冠形态以及楔状隙与邻接点、覆𬌗与覆盖、咬合接触部位等概念的理解；熟练掌握上颌中切牙1：1蜡牙冠解剖形态的雕刻方法。

（2）熟悉基托蜡的性能及使用方法；学会正确使用雕刻工具。

## 二、操作规程

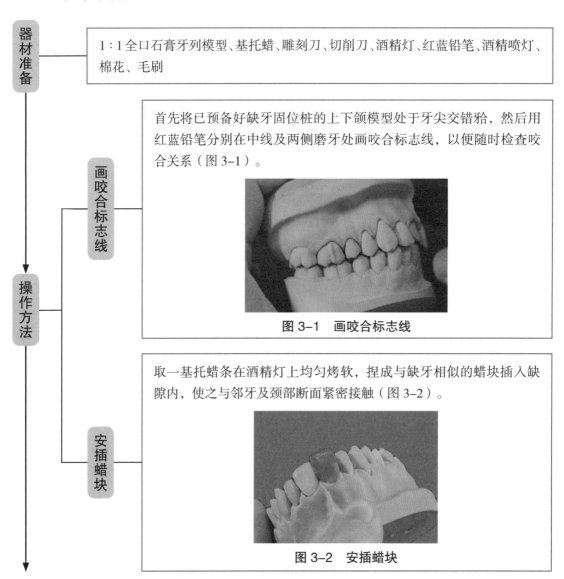

器材准备

1：1全口石膏牙列模型、基托蜡、雕刻刀、切削刀、酒精灯、红蓝铅笔、酒精喷灯、棉花、毛刷

操作方法

画咬合标志线

首先将已预备好缺牙固位桩的上下颌模型处于牙尖交错𬌗，然后用红蓝铅笔分别在中线及两侧磨牙处画咬合标志线，以便随时检查咬合关系（图3-1）。

图3-1　画咬合标志线

安插蜡块

取一基托蜡条在酒精灯上均匀烤软，捏成与缺牙相似的蜡块插入缺隙内，使之与邻牙及颈部断面紧密接触（图3-2）。

图3-2　安插蜡块

趁蜡尚软时，按模型上已画好的牙尖交错𬌗标志线，将上下颌模型对位闭合（图3-3）。

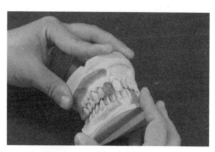

图3-3 模型对位闭合

（1）先以缺隙的近远中径及龈乳头为界，削去多余的蜡确定冠宽；再以邻牙的唇舌面外形高点为界，削去多余的蜡确定冠厚。

（2）以对侧同名牙切端为界，削去高出切端以外的多余蜡，确定冠长（图3-4）。

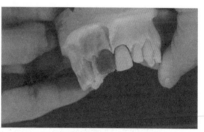

图3-4 确定冠宽、冠厚及冠长后

用雕刻刀初步形成切楔状隙和邻间隙（图3-5），最后形成唇、舌楔状隙（图3-6）。

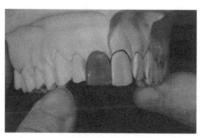 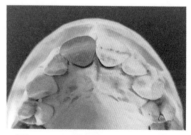

图3-5 形成切楔状隙和邻间隙后　　图3-6 形成唇、舌楔状隙后

根据牙尖交错𬌗的咬合标志，并参照对侧上下颌中切牙咬合关系，结合对侧同名牙的唇、舌面解剖形态，初步形成蜡牙冠形态。然后取下蜡牙冠修整邻面，重新插回蜡牙冠，检查邻间隙

左侧栏：模型对位闭合　确定冠宽、冠厚及冠长　形成切楔状隙和邻间隙　初步雕刻蜡牙冠形态　操作方法

操作方法

完成蜡牙冠雕刻

参照对侧同名牙形态精细雕刻牙冠外形，形成适当的楔状隙、邻间隙及良好的咬合关系。仔细检查符合要求后，用酒精喷灯喷光蜡牙冠表面或用棉花擦光表面（图3-7）。

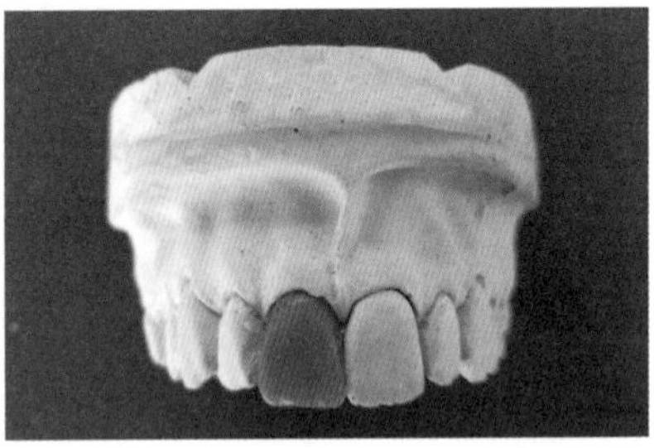

图3-7 蜡牙冠完成后唇面观

修整完成后

完成后的蜡牙冠应具备的特点如下。

（1）唇面。呈梯形，冠长大于冠宽，切1/3可见2条纵行发育沟，近中缘长直，远中缘短而圆突；近中切角近似直角，远中切角圆钝；外形高点位于颈1/3。

（2）舌面。似唇面但略小。中央凹陷为舌窝，四周隆起为切嵴、边缘嵴和舌隆突，外形高点位于舌隆突（图3-8）。

（3）切端。切端位于牙长轴稍偏唇侧（图3-9）。

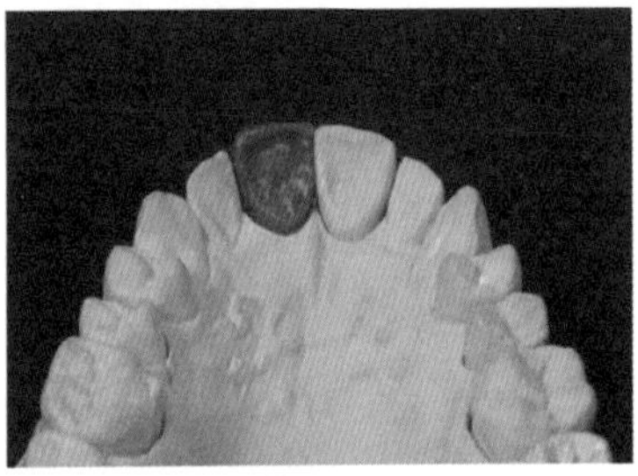

图3-8 蜡牙冠完成后舌面观

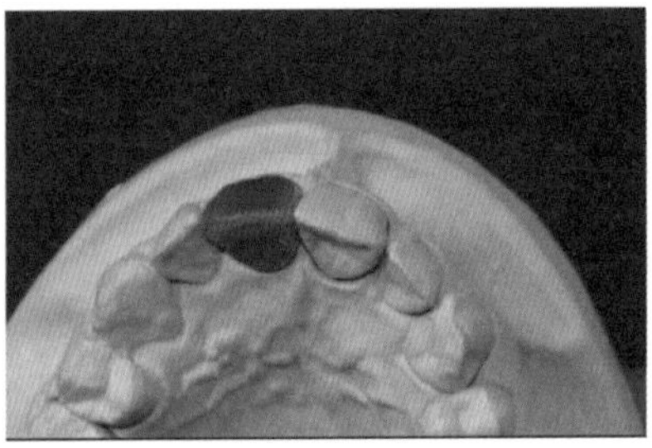

图3-9 蜡牙冠完成后切端观

操作后处理

将桌面及各种雕刻用品擦净，收纳好各种器材

### 三、注意事项

（1）蜡牙冠的形态、位置要与对侧同名牙及整个牙列对称和协调。

（2）蜡牙冠颈部与石膏牙颈部断面要一致，不能暴露断面或有悬突。

（3）邻面接触区的位置形态应正确，要有适当的楔状隙及邻间隙。

（4）咬合关系良好，不能过高或无接触。

（5）雕刻过程中应保持桌面及各种工具清洁，雕刻下来的蜡碎屑不宜乱放，应放在指定位置。

## 考核评定

**上颌中切牙标准一倍蜡牙冠雕刻**

| 序号 | 考核内容 | 评分标准 | 配分 | 得分 |
|------|----------|----------|------|------|
| 1 | 唇面 | 呈梯形，冠长大于冠宽；切 1/3 有 2 条纵行发育沟；近中切角近似直角；远中切角圆钝；近中轴面角较钝，外形高点位于颈 1/3 处 | 20 | |
| 2 | 舌面 | 似唇面但较窄小；中央凹陷为舌窝，四周隆起有切嵴、边缘嵴和舌隆突，外形高点位于颈 1/3 | 20 | |
| 3 | 邻面接触区 | 位置和形态应正确，有适当的唇、舌、切楔状隙及邻间隙 | 20 | |
| 4 | 切端 | 切端位于牙长轴稍偏唇侧 | 10 | |
| 5 | 咬合关系 | 咬合关系良好，不能过高或无接触 | 10 | |
| 6 | 整体情况 | 牙冠在整个牙列中对称且协调 | 20 | |
| 合计 | | | 100 | |

# 测试题

## 一、单选题

**1.** 上颌中切牙切端位于牙体长轴的（ ）

A. 唇侧

B. 舌侧

C. 近中面

D. 远中面

E. 中央

正确答案：A

答案解析：切端位于牙体长轴稍偏唇侧。

**2.** 上颌中切牙唇面形态为（ ）

A. 正方形

B. 长方形

C. 梯形

D. 菱形

E. 五边形

正确答案：C

答案解析：基本知识点，上颌中切牙唇面呈梯形。

**3.** 上颌中切牙标准一倍蜡牙冠雕刻前，将上下颌石膏模型置于牙尖交错拾状态画咬合标志线的目的是（ ）

A. 为了醒目

B. 雕刻标记

C. 检查模型的准确性与完整性

D. 便于在操作过程中随时检查咬合关系

E. 单纯做标记而已并无特别意义

正确答案：D

答案解析：上颌中切牙标准一倍蜡牙冠雕刻开始前，应将上下颌石膏模型置于牙尖交错殆状态，用红蓝铅笔分别在中线及两侧磨牙处画咬合标志线，以便在操作过程中随时检查咬合关系。

4. 上颌中切牙标准一倍蜡牙冠雕刻完成后应注意蜡牙冠在整个牙列中的对称性和协调性，如（　　）

　　A. 检查唇舌方向位置

　　B. 检查牙体长轴方向

　　C. 检查牙冠形态

　　D. 检查牙冠形态与对侧同名牙是否对称

　　E. A+B+C+D

　　**正确答案：** E

　　**答案解析：** 此为上颌中切牙一倍蜡牙冠雕刻的注意事项。

5. 下列有关上颌中切牙冠宽与冠长的说法，正确的是（　　）

　　A. 冠宽大于冠长

　　B. 冠长大于冠宽

　　C. 冠长等于冠宽

　　D. 冠长与冠宽依患者口内实际情况而定

　　E. 冠长与冠宽由技师决定

　　**正确答案：** B

　　**答案解析：** 基本知识点，上颌中切牙的解剖形态，冠长大于冠宽。

## 二、简答题

1. 写出上颌中切牙标准一倍蜡牙冠雕刻步骤。

答：（1）画咬合标志线。

（2）安插蜡块。

（3）模型对位闭合。

（4）确定冠宽、冠厚。

（5）确定冠长。

（6）形成楔状隙和邻间隙。

（7）确定初步雕刻蜡牙冠形态。

（8）完成蜡牙冠雕刻。

（9）修整完成。

2. 上颌中切牙标准一倍蜡牙冠完成后应具备哪些解剖特点？

答：（1）唇面。呈梯形，冠长大于冠宽，切 1/3 可见 2 条纵行发育沟，近中缘长直，远中缘短而圆突；近中切角近似直角，远中切角圆钝；外形高点位于颈 1/3。

（2）舌面。似唇面但略小；中央凹陷为舌窝，四周隆起为切嵴、边缘嵴和舌隆突，外形高点位于颈 1/3。

（3）切端。切端位于牙长轴稍偏唇侧。

3. 上颌中切牙标准一倍蜡牙冠雕刻注意事项有哪些？

答：（1）蜡牙冠的形态、位置要与对侧同名牙及整个牙列对称和协调。

（2）蜡牙冠颈部与石膏牙颈部断面要一致，不能暴露断面或有悬突。

（3）邻面接触区的位置形态应正确，要有适当的楔状隙及邻间隙。

（4）咬合关系良好，不能过高或无接触。

# （二）上颌尖牙标准一倍蜡牙冠雕刻

扫描二维码，观看操作视频

## 记忆链接

上颌尖牙的解剖特点如下。

（1）唇面。呈圆五边形，分别为颈缘、近中缘、近中斜缘、远中斜缘和远中缘。冠长大于冠宽，牙尖偏近中，唇轴嵴将唇面分为近中唇斜面和远中唇斜面，唇轴嵴两侧各有1条发育沟，外形高点位于中1/3与颈1/3交界处的唇轴嵴上。

（2）舌面。似唇面但略小，舌隆突显著；舌轴嵴将舌窝分为近中舌窝和远中舌窝。

（3）邻面。呈三角形，远中面较近中面狭小圆突；近中接触区距近中切角较近，远中接触区距远中切角稍远。

（4）牙尖。由4条嵴和4个斜面组成。4条嵴分别是近中牙尖嵴、远中牙尖嵴、唇轴嵴和舌轴嵴。4个斜面分别是近中唇斜面、远中唇斜面、近中舌斜面和远中舌斜面。

（5）牙根。单根，直、粗，根长约为冠长的2倍，根尖略偏向远中。

## 技术操作

### 一、目的

（1）通过上颌尖牙标准一倍蜡牙冠的雕刻，加深对上颌尖牙牙冠形态以及楔状隙与邻接点、覆𬌗与覆盖、咬合接触部位等概念的理解；熟练掌握上颌尖牙1：1蜡牙冠解剖形态的雕刻方法。

（2）熟悉基托蜡的性能及使用方法；学会正确使用雕刻工具。

### 二、操作流程

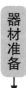

器材准备 | 1：1全口石膏牙列模型、基托蜡、雕刻刀、切削刀、酒精灯、红蓝铅笔、酒精喷灯、棉花、毛刷

| | | 首先将已预备好缺牙固位桩的上下颌模型处于牙尖交错𬌗，然后用红蓝铅笔分别在中线及两侧磨牙处画咬合标志线，以便随时检查咬合关系（图3-10）。 |

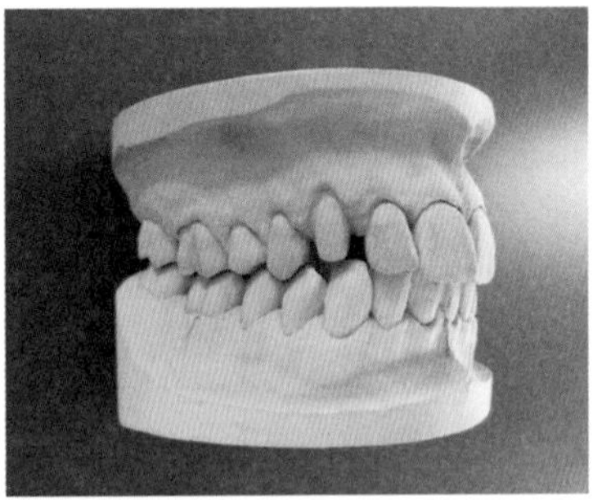

**画咬合标志线**

图 3-10　画咬合标志线

**操作方法**

**安插蜡块**

取一基托蜡条在酒精灯上均匀烤软，捏成与缺牙相似的蜡块插入缺隙内，使之与邻牙及颈部断面紧密接触（图3-11）。

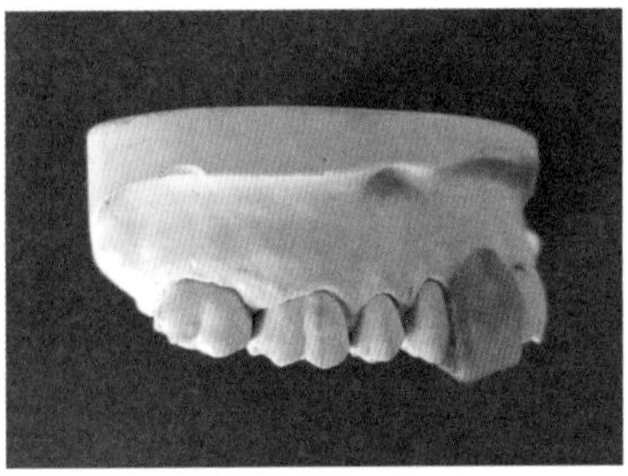

图 3-11　安插蜡块

**模型对位闭合**

趁蜡尚软时，按模型上已画好的牙尖交错𬌗标志线，将上下颌模型对位闭合（图3-12）。

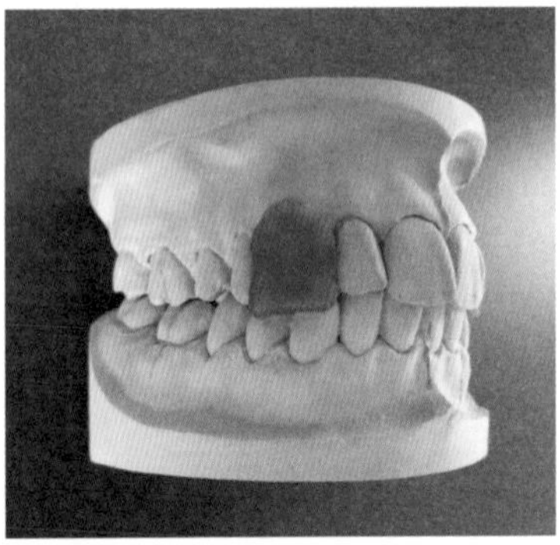

图 3-12　模型对位闭合

操作方法

确定冠宽、冠厚及冠长

（1）先以缺隙的近远中径及龈乳头为界，削去多余的蜡确定冠宽；再以邻牙的唇、舌面外形高点及对侧上颌尖牙的冠厚为参照，削去多余的蜡确定冠厚。

（2）以对侧上颌尖牙切端为界，削去高出切端以外的多余蜡，确定冠长（图3-13）。

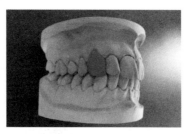

图 3-13　确定冠宽、冠厚及冠长后

形成切楔状隙和邻间隙

用雕刻刀初步形成切楔状隙和邻间隙（图3-14），最后形成唇、舌楔状隙（图3-15）。

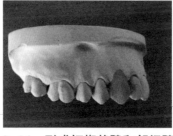 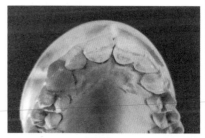

图 3-14　形成切楔状隙和邻间隙后　　图 3-15　形成唇、舌楔状隙后

初步雕刻蜡牙冠形态

根据牙尖交错𬌗的咬合标志，并参照对侧上下颌尖牙咬合关系，结合对侧上颌尖牙的唇、舌面解剖形态，初步形成蜡牙冠形态。然后取下蜡牙冠修整邻面，再重新插回蜡牙冠，检查邻间隙

完成蜡牙冠雕刻

参照对侧同名牙形态精细雕刻牙冠外形，形成适当的楔状隙、邻间隙及良好的咬合关系。仔细检查符合要求后，用酒精喷灯喷光蜡牙冠表面或用棉花擦光表面（图3-16）。

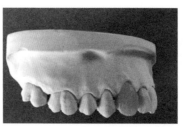

图 3-16　蜡牙冠完成后唇面观

| | 修整完成后 | 完成的蜡牙冠应具备的解剖特点。<br>（1）唇面。呈五边形，冠长大于冠宽，牙尖偏近中，唇轴嵴将唇面分为近、远中唇斜面，其两侧各有 1 条发育沟，外形高点位于中 1/3 与颈 1/3 交界处的唇轴嵴上。<br>（2）舌面。似唇面但略小，舌隆突显著，舌轴嵴将舌窝分为近、远中舌窝（图 3-17）。<br>（3）切端。牙尖顶位于牙长轴稍偏唇侧，略偏近中。<br>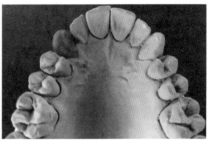<br>图 3-17 蜡牙冠完成后舌面观 |
| :--: | :--: | :-- |
| **操作方法** | | |
| **操作后处理** | | 将桌面及各种雕刻用品擦净，收纳好各种器材 |

## 三、注意事项

（1）蜡牙冠的形态、位置要与对侧同名牙及整个牙列对称和协调。

（2）蜡牙冠颈部与石膏牙颈部断面要一致，不能暴露断面或有悬突。

（3）邻面接触区的位置形态应正确，要有适当的楔状隙及邻间隙。

（4）咬合关系良好，不能过高或无接触。

（5）雕刻过程中应保持桌面及各种工具清洁，雕刻下来的蜡碎屑不宜乱放，应放在指定位置。

# 考核评定

## 上颌尖牙标准一倍蜡牙冠雕刻

| 序号 | 考核内容 | 评分标准 | 配分 | 得分 |
|---|---|---|---|---|
| 1 | 唇面 | 呈圆五边形，冠长大于冠宽，近中缘较平直，远中缘圆突，近中斜缘短、远中斜缘长，牙尖偏近中，唇轴嵴将唇面分为近中唇斜面和远中唇斜面，近中唇斜面较圆突，远中唇斜面较平，唇轴嵴两侧各有 1 条发育沟，外形高点位于中 1/3 与颈 1/3 交界处的唇轴嵴上 | 25 | |
| 2 | 舌面 | 似唇面但略小，近中牙尖嵴短，远中牙尖嵴长，舌隆突显著，舌轴嵴将舌窝分为近中舌窝和远中舌窝，远中舌窝大于近中舌窝 | 25 | |
| 3 | 邻面接触区 | 近中接触区接近近中切角，远中接触区距远中切角稍远，且偏向舌侧，有适当的楔状隙及邻间隙 | 20 | |
| 4 | 牙尖 | 由 4 条嵴和 4 个斜面组成；牙尖偏近中，牙尖顶偏于牙长轴的唇侧 | 10 | |
| 5 | 整体情况 | 整体协调、对称，有合适的牙尖高度，与对颌牙有适当的接触，牙冠各部分光亮 | 20 | |
| 合计 | | | 100 | |

# 测试题

## 一、单选题

1. 对上颌尖牙的描述中，错误的是（　　）

A. 为恒牙中最长的牙

B. 切缘有一牙尖

C. 牙根为单根

D. 牙冠由 4 个面和 1 个切缘组成

E. 唇、舌面似窄长五边形

**正确答案：E**

**答案解析：** 基本知识点，上颌尖牙唇、舌面似圆五边形。

2. 下列对上颌尖牙的描述中，错误的是（　　）

A. 上颌尖牙牙尖略偏牙体长轴的唇侧

B. 上颌尖牙牙尖由 4 条嵴和 4 个斜面组成

C. 上颌尖牙舌面远中边缘嵴较近中边缘嵴短

D. 上颌尖牙牙尖略偏远中

E. 上颌尖牙唇面有唇轴嵴

**正确答案：D**

**答案解析：** 本知识点为牙体解剖最基本的内容，上颌尖牙牙尖略偏近中。

3. 下列关于上颌尖牙的特征，哪项是错误的（　　）

A. 支撑口角，维持面容

B. 自洁作用好，龋齿发生率低

C. 牙根长，修复时多用作基牙

D. 牙根呈三角形，拔除时不能用旋转力

E. 主要功能为撕裂食物

**正确答案：D**

**答案解析：** 上颌尖牙牙根为圆锥形单根且直，拔除时可采用旋转力。

4. 构成上颌尖牙牙尖的嵴是（　　）

A. 近中斜嵴、远中斜嵴

B. 近中牙尖嵴、远中牙尖嵴

C. 近中边缘嵴、远中边缘嵴

D. 唇轴嵴、舌轴嵴

E. 近中牙尖嵴、远中牙尖嵴、唇轴嵴、舌轴嵴

正确答案：E

答案解析：基本知识点，强调牙尖的构成。

## 二、简答题

1. 上颌尖牙近、远中面的接触区位于何处？

答：上颌尖牙近中面接触区与近中切角接近，相当于切 1/3 与中 1/3 交界处，远中面接触区距远中切角稍远，相当于中 1/3 的中间处，且偏向舌侧。

2. 简述上颌尖牙标准一倍蜡牙冠应具备的解剖特点。

答：（1）唇面。呈圆五边形，冠长大于冠宽，牙尖偏近中，唇轴嵴将唇面分为近中唇斜面和远中唇斜面，唇轴嵴两侧各有 1 条发育沟，外形高点位于中 1/3 与颈 1/3 交界处的唇轴嵴上。

（2）舌面。似唇面但略小，舌隆突显著，舌轴嵴将舌窝分为近中舌窝和远中舌窝。

（3）切端。牙尖顶位于牙长轴稍偏唇侧，略偏近中。

# （三）上颌第一前磨牙标准一倍蜡牙冠雕刻

扫描二维码，观看操作视频

## 记忆链接

上颌第一前磨牙的解剖特点如下。

（1）颊面。似五边形，冠长大于冠宽；颊尖略偏远中，其两侧各有1条发育沟。颊面中部有颊轴嵴，其外形高点位于颈1/3的颊颈嵴上。

（2）舌面。比颊面略小，较圆钝；舌尖略偏近中，外形高点在中1/3。

（3）邻面。呈四边形，颊尖高于舌尖；近中面狭小圆突，𬌗1/3处有近中沟跨过近中边缘嵴；近、远中面的接触区均靠近𬌗缘。

（4）𬌗面。似六边形，颊𬌗边缘嵴长于舌𬌗边缘嵴，远中边缘嵴长于近中边缘嵴；近中窝比远中窝深，中央沟位于中轴上。

（5）牙根。扁圆形，大部分在根中1/3或根尖1/3分为颊、舌两根，颊根长于舌根，根尖均偏远中且略内聚。

## 技术操作

### 一、目的

（1）通过上颌第一前磨牙标准一倍蜡牙冠的雕刻，加深对上颌第一前磨牙牙冠形态以及楔状隙与邻接点、覆𬌗与覆盖、咬合接触部位等概念的理解；熟练掌握上颌第一前磨牙1∶1蜡牙冠解剖形态的雕刻方法。

（2）熟悉基托蜡的性能及使用方法；学会正确使用雕刻工具。

### 二、操作流程

**器材准备**

| 1∶1全口石膏牙列模型、基托蜡、雕刻刀、切削刀、液状石蜡、酒精灯、红蓝铅笔、酒精喷灯、棉花、毛刷 |
| --- |

画咬合标志线

首先将已预备好缺牙固位桩的上下颌模型处于牙尖交错𬌗，然后用红蓝铅笔分别在中线及两侧磨牙处画咬合标志线，以便随时检查咬合关系（图3-18）。

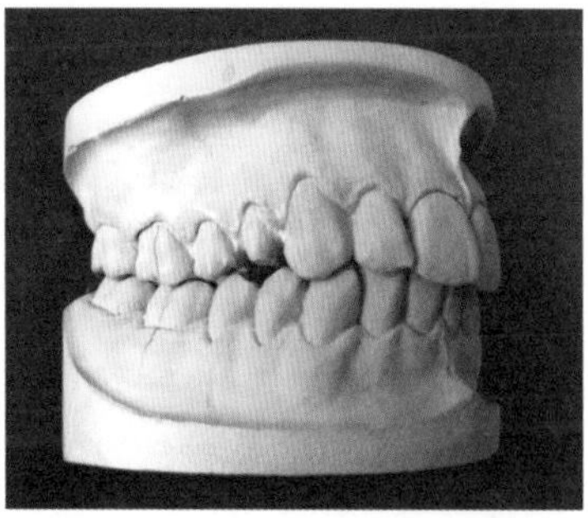

图3-18　画咬合标志线

操作方法

安插蜡块

取一基托蜡条在酒精灯上均匀烤软，捏成与缺牙相似的蜡块插入缺隙内，使之与邻牙及颈部断面紧密接触（图3-19）。

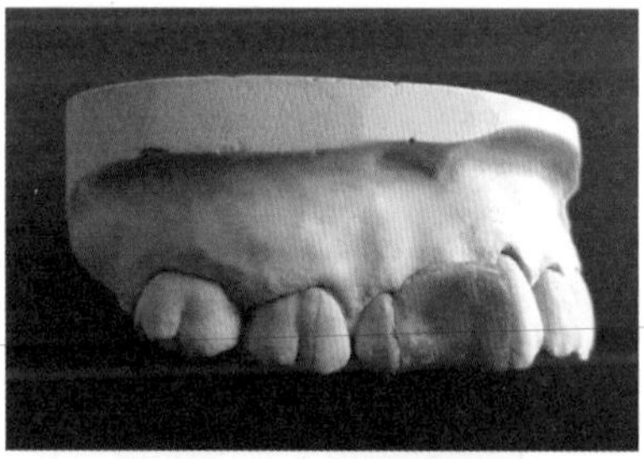

图3-19　安插蜡块

模型对位闭合

在对𬌗牙𬌗面涂液状石蜡，趁蜡尚软时，按模型上已画好的牙尖交错𬌗标志线，将上下颌模型对位闭合（图3-20）。

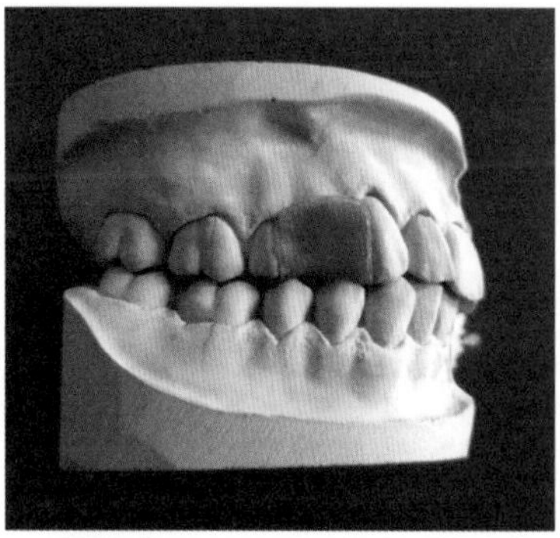

图3-20　模型对位闭合

操作方法

确定冠宽、冠厚以及颊舌楔状隙

（1）先以缺隙的近远中径及龈乳头为界，削去多余的蜡确定冠宽；再以邻牙的颊、舌面外形高点为界，削去多余的蜡确定冠厚（图3-21）。

（2）形成颊、舌楔状隙（图3-22）。

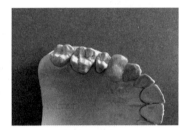 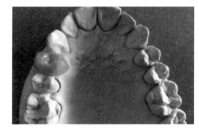

图 3-21　确定冠宽、冠厚后　　图 3-22　形成颊、舌楔状隙后殆
　　　　　殆面观　　　　　　　　　　　　　面观

确定冠长、殆楔状隙和邻间隙

（1）以邻牙殆面牙尖顶水平为界，按照与邻牙所形成的殆曲线，削去高出殆面的多余蜡，确定冠长（图3-23）。

（2）用雕刻刀初步形成颈缘、殆楔状隙和邻间隙（图3-24）。

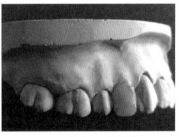 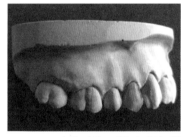

图 3-23　确定冠长后颊面观　　图 3-24　形成殆楔形隙和邻间隙
　　　　　　　　　　　　　　　　　　　　后颊面观

确定牙冠解剖标志

根据牙尖交错殆的标志，并参照对侧上下颌同名牙的咬合关系，确定上颌第一前磨牙的颊尖、舌尖、近中窝、远中窝的位置，并以此为准雕刻冠部形态（图3-25）。

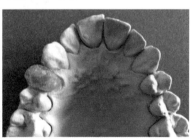

图 3-25　确定冠部解剖标志后殆面观

**操作方法**

**初步雕刻蜡牙冠形态**

根据确定的牙冠解剖标志，参照对侧同名牙的颊、舌面解剖形态，初步形成蜡牙冠形态。然后取下蜡牙冠修整邻面，再重新插回蜡牙冠，检查邻间隙

**完成蜡牙冠雕刻**

参照对侧同名牙形态精细雕刻牙冠外形，形成适当的楔状隙、邻间隙及良好的咬合关系。仔细检查符合要求后，用酒精喷灯喷光蜡牙冠表面或用棉花擦光表面（图 3-26 ～ 3-28）。

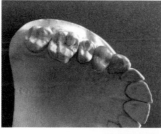 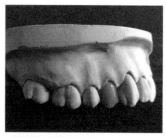

图 3-26　蜡牙冠完成后𬌗面观　　图 3-27　蜡牙冠完成后颊面观

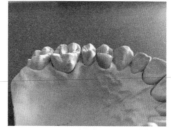

图 3-28　蜡牙冠完成后舌面观

**修整完成**

完成的蜡牙冠应具备的解剖特点如下。

（1）颊面。呈五边形，冠长大于冠宽，颊尖偏远中，颊轴嵴明显，外形高点位于颈 1/3。

（2）舌面。略小于颊面，较圆钝，舌尖偏近中，舌轴嵴不明显，外形高点位于中 1/3。

（3）𬌗面。呈颊舌径大于近远中径的六边形，颊𬌗边缘嵴长于舌𬌗边缘嵴，远中边缘嵴长于近中边缘嵴。颊尖较高而锐利，舌尖较小而圆钝，近中沟跨越近中边缘嵴达近中面

**操作后处理**

将桌面及各种雕刻用品擦净，收纳好各种器材

### 三、注意事项

（1）蜡牙冠的形态、位置要与对侧同名牙及整个牙列对称和协调。

（2）蜡牙冠颈部与石膏牙颈部断面要一致，不能暴露断面或有悬突。

（3）邻面接触区的位置偏颊侧，颊楔状隙要小于舌楔状隙。

（4）颊尖的位置和高度要与邻牙形成协调的𬌗曲线。舌尖要严格按照咬合印记确定的高度雕刻，以保证上下颌之间咬合关系良好。

（5）雕刻过程中应保持桌面及各种工具清洁，雕刻下来的蜡碎屑不宜乱放，应放在指定位置。

## 考核评定

**上颌第一前磨牙标准一倍蜡牙冠雕刻**

| 序号 | 考核内容 | 评分标准 | 配分 | 得分 |
|---|---|---|---|---|
| 1 | 颊面 | 呈五边形，冠长大于冠宽，颊尖偏远中，颊轴嵴明显，外形高点位于颊 1/3 | 15 | |
| 2 | 舌面 | 小于颊面，较圆钝；舌尖略偏近中，舌轴嵴不明显，外形高点位于中 1/3 | 15 | |
| 3 | 𬌗面 | 六边形，颊𬌗边缘嵴长于舌𬌗边缘嵴；颊尖较锐利，舌尖较圆钝；中央沟和近、远中窝的位置准确，有近中沟跨过近中边缘嵴至近中面 | 20 | |
| 4 | 邻面接触区 | 邻面接触区的恢复适当；颊、舌、𬌗楔状隙和邻间隙的位置和大小正确 | 15 | |
| 5 | 咬合 | 上下颌咬合对位准确，咬合接触点位置分布均匀，不能过高或无接触 | 15 | |
| 6 | 整体情况 | 整体协调，表面光滑整洁，在牙列中位置正确，与牙列横𬌗曲线及纵𬌗曲线相协调 | 20 | |
| 合计 | | | 100 | |

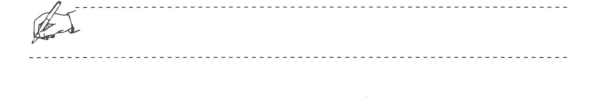

# 测试题

## 一、单选题

**1.** 下列关于上颌第一前磨牙的描述，哪一项是错误的（　　）

A. 邻面近似四边形

B. 舌尖偏近中

C. 殆面似五边形

D. 颊轴嵴明显，舌轴嵴圆钝

E. 大部分根分为颊、舌两根

**正确答案：** C

**答案解析：** 基本知识点，殆面的外形呈六边形。

**2.** 上颌第一前磨牙颊、舌面外形高点应在（　　）

A. 牙冠颊、舌面中 1/3 处

B. 牙冠颊、舌面殆 1/3

C. 牙冠颊、舌面颈 1/3

D. 牙冠颊颈缘处、舌面中 1/3

E. 牙冠颊颈 1/3、舌面中 1/3 处

**正确答案：** E

**答案解析：** 本知识点为牙体解剖最基本的内容，强调颊、舌面外形高点的位置。

**3.** 判断上颌第一前磨牙左右侧的最重要依据是（　　）

A. 牙冠颊面近中缘略突、远中缘较直

B. 近中面殆 1/3 处有近中沟

C. 近中面较大而平坦、远中面较小而圆突

D. 舌尖偏远中

E. 颊尖偏近中

**正确答案：** B

**答案解析：** 区分左右最重要的依据是近中面有近中沟，强调左右牙位的鉴别。

4. 下列关于上颌第一前磨牙颊面形态的说法，错误的是（　　）

A. 与尖牙唇面外形相似

B. 颊尖偏近中

C. 殆 1/3 有 2 条发育沟

D. 颊面中部有颊轴嵴

E. 冠长大于冠宽

**正确答案：B**

**答案解析：**基本知识点，强调颊尖偏远中，舌尖偏近中。

5. 有关上颌第一前磨牙近、远中面邻接点的说法，正确的是（　　）

A. 近中邻接点位于殆 1/3 偏颊侧

B. 远中邻接点位于殆 1/3 偏舌侧

C. 近中邻接点位于殆 1/3 偏舌侧

D. 近远中邻接点均在颈 1/3 与中 1/3 交界处

E. 近中邻接点比远中邻接点更偏向舌侧

**正确答案：A**

**答案解析：**近、远中邻接点位于殆1/3偏颊侧，近中邻接点比远中邻接点更偏向颊侧，强调上颌第一前磨牙邻面接触区的位置。

## 二、简答题

1. 上颌第一前磨牙殆面的解剖特点有哪些？

答：（1）殆面呈六边形，冠厚大于冠宽。

（2）颊殆边缘嵴长于舌殆边缘嵴，远中边缘嵴长于近中边缘嵴。

（3）颊尖锐而舌尖钝，中轴处有发育沟，近、远中窝在中轴上，近中沟跨过近中边缘嵴至近中面。

2. 如何确定冠长、冠宽和冠厚？

答：（1）以缺隙的近远中径及龈乳头为界确定冠宽。

（2）以邻牙的颊、舌面外形高点为界确定冠厚。

（3）以邻牙殆面牙尖顶水平为界，按照与邻牙所形成的殆曲线确定冠长。

# （四）上颌第一磨牙标准一倍蜡牙冠雕刻

扫描二维码，观看操作视频

## 记忆链接

上颌第一磨牙牙冠的解剖特点如下。

（1）颊面。似梯形，冠宽大于冠长，𬌗缘大于颈缘；近中缘较平直，远中缘较圆突；近中颊尖略宽于远中颊尖，两尖之间有颊沟；颈缘线大致水平，在根分叉处有根间突起；外形高点位于颈1/3处。

（2）舌面。与颊面相似或略小，较圆突；近中舌尖宽于远中舌尖，两舌尖之间有远中舌沟，偏向远中；在近中舌尖舌侧偶有第五牙尖；舌侧牙颈线较平；外形高点在中1/3处。

（3）邻面。似梯形，颊侧缘较直，舌侧缘圆突；近中面宽大平坦，远中面狭小圆突；外形高点在𬌗1/3处，近中接触区较远中面接触区更靠近颊侧。

（4）𬌗面。呈颊舌径大于近远中径的斜方形，近中颊𬌗角和远中舌𬌗角为锐角，近中舌𬌗角及远中颊𬌗角为钝角；近中舌尖最大，远中舌尖最小；近中舌尖三角嵴与远中颊尖三角嵴斜形相连形成斜嵴；斜嵴将𬌗面分成较大的近中窝（中央窝）和较小的远中窝；𬌗面有3条发育沟：近中沟、颊沟（起自中央点隙）和远中舌沟。

（5）牙根。三根，近中颊根、远中颊根和舌根，其中舌根最大。

# 技术操作

## 一、目的

（1）通过上颌第一磨牙标准一倍蜡牙冠的雕刻，加深对上颌第一磨牙牙冠形态以及楔状隙与邻接点、覆𬌗与覆盖、咬合接触部位等概念的理解；熟练掌握上颌第一磨牙1：1蜡牙冠解剖形态的雕刻方法。

（2）熟悉基托蜡的性能及使用方法；学会正确使用雕刻工具。

## 二、操作流程

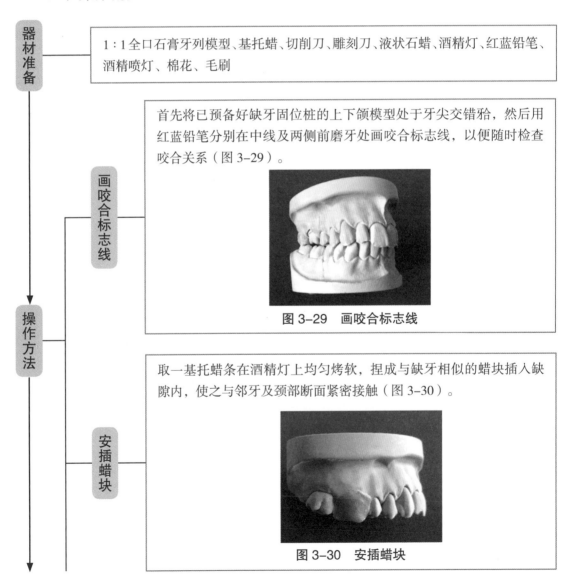

器材准备

1：1全口石膏牙列模型、基托蜡、切削刀、雕刻刀、液状石蜡、酒精灯、红蓝铅笔、酒精喷灯、棉花、毛刷

操作方法

画咬合标志线

首先将已预备好缺牙固位桩的上下颌模型处于牙尖交错𬌗，然后用红蓝铅笔分别在中线及两侧前磨牙处画咬合标志线，以便随时检查咬合关系（图3-29）。

图3-29　画咬合标志线

安插蜡块

取一基托蜡条在酒精灯上均匀烤软，捏成与缺牙相似的蜡块插入缺隙内，使之与邻牙及颈部断面紧密接触（图3-30）。

图3-30　安插蜡块

模型对位闭合

在对颌牙𬌗面涂液状石蜡，趁蜡尚软时，按模型上已画好的牙尖交错𬌗标志线，将上下颌模型对位闭合（图3-31）。

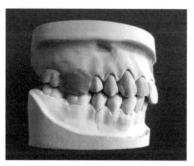

图3-31　模型对位闭合

确定冠宽、冠厚以及颊舌楔状隙

（1）先以缺隙的近远中径及龈乳头为界，削去多余的蜡确定冠宽；再参照邻牙的颊、舌面外形高点及对侧同名牙冠厚，削去多余的蜡确定冠厚（图3-32）。

（2）用雕刻刀初步形成颊、舌楔状隙（图3-33）。

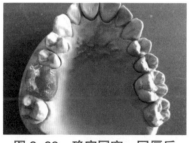

图3-32　确定冠宽、冠厚后𬌗面观

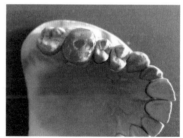

图3-33　形成颊、舌楔形后𬌗面观

确定冠长、𬌗楔状隙和邻间隙

（1）以邻牙𬌗面牙尖顶水平为界，削去高出𬌗面牙尖顶以外的多余蜡，确定冠长（图3-34）。

（2）用雕刻刀初步形成颈缘、𬌗楔状隙和邻间隙（图3-35）。

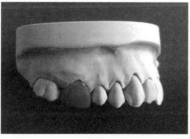

图3-34　确定冠长后颊面观

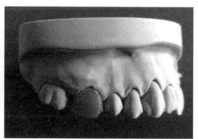

图3-35　形成𬌗楔状隙和邻间隙后颊面观

操作方法

操作方法

确定牙冠解剖标志

根据牙尖交错𬌗的标志，并参照对侧上下颌同名牙咬合关系，确定上颌第一磨牙近、远中颊尖、近、远中舌尖、颊沟、近中沟及远中舌沟的位置，并以此为准雕刻冠部形态（图3-36）。

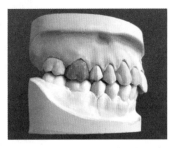

图3-36　确定冠部解剖标志后颊面观

初步雕刻蜡牙冠形态

根据确定的牙冠解剖标志，参照对侧同名牙的颊、舌面解剖形态，初步形成蜡牙冠形态；然后取下蜡牙冠修整邻面，再重新插回蜡牙冠，检查邻间隙

完成蜡牙冠雕刻

参照对侧同名牙形态精细雕刻牙冠外形，形成适当的楔状隙、邻间隙及良好的咬合关系。仔细检查符合要求后，用酒精喷灯喷光蜡牙冠表面或用棉花擦光表面（图3-37 ~ 3-39）。

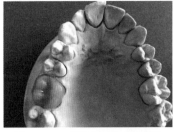

图3-37　蜡牙冠完成后𬌗面观

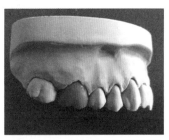

图3-38　蜡牙冠完成后颊面观

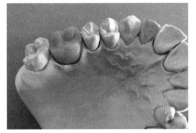

图3-39　蜡牙冠完成后舌面观

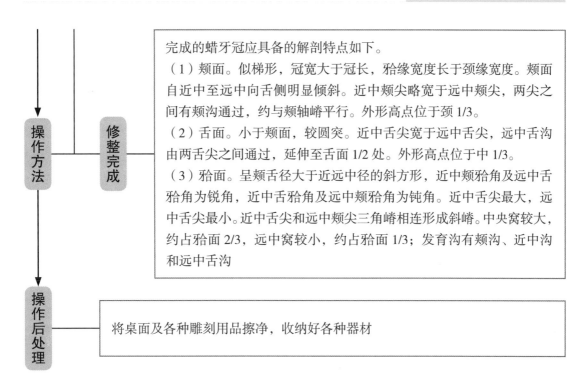

| 操作方法 | 修整完成 | 完成的蜡牙冠应具备的解剖特点如下。<br><br>（1）颊面。似梯形，冠宽大于冠长，殆缘宽度长于颈缘宽度。颊面自近中至远中向舌侧明显倾斜。近中颊尖略宽于远中颊尖，两尖之间有颊沟通过，约与颊轴嵴平行。外形高点位于颈 1/3。<br><br>（2）舌面。小于颊面，较圆突。近中舌尖宽于远中舌尖，远中舌沟由两舌尖之间通过，延伸至舌面 1/2 处。外形高点位于中 1/3。<br><br>（3）殆面。呈颊舌径大于近远中径的斜方形，近中颊殆角及远中舌殆角为锐角，近中舌殆角及远中颊殆角为钝角。近中舌尖最大，远中舌尖最小。近中舌尖和远中颊尖三角嵴相连形成斜嵴。中央窝较大，约占殆面 2/3，远中窝较小，约占殆面 1/3；发育沟有颊沟、近中沟和远中舌沟 |
| --- | --- | --- |
| 操作后处理 | | 将桌面及各种雕刻用品擦净，收纳好各种器材 |

## 三、注意事项

（1）蜡牙冠的形态、位置要与对侧同名牙及整个牙列对称和协调。

（2）蜡牙冠颈部与石膏牙颈部断面要一致，不能暴露断面或有悬突。

（3）颊面自近中至远中向舌侧倾斜，颊面远中轴面角和舌面近中轴面角圆钝，应适当多去除一些蜡。

（4）上颌第一磨牙的舌尖为功能尖，应与下颌牙有良好的咬合接触关系。颊尖为非功能尖，应与邻牙形成协调的殆曲线。

（5）蜡牙冠近、远中边缘嵴应与邻牙边缘嵴等高。

（6）雕刻过程中应保持桌面及各种工具清洁，雕刻下来的蜡碎屑不宜乱放，应放在指定位置。

# 考核评定

## 上颌第一磨牙标准一倍蜡牙冠雕刻

| 序号 | 考核内容 | 评分标准 | 配分 | 得分 |
|---|---|---|---|---|
| 1 | 颊面 | 呈梯形，冠宽大于冠长，𬌗缘长于颈缘，颊面自近中至远中向舌侧明显倾斜；近中颊尖略宽于远中颊尖，两尖之间有颊沟通过，约与颊轴嵴平行。外形高点位于颈 1/3 处 | 25 | |
| 2 | 舌面 | 小于颊面，较圆突；近中舌尖宽于远中舌尖，远中舌沟由两舌尖之间通过，延伸至舌面 1/2 处。外形高点位于中 1/3 处 | 25 | |
| 3 | 邻面接触区 | 邻面接触区的恢复适当；颊、舌、𬌗楔状隙和邻间隙的位置和大小正确 | 20 | |
| 4 | 𬌗面 | 呈颊舌径大于近远中径的斜方形，近中颊𬌗角及远中舌𬌗角为锐角，近中舌𬌗角及远中颊𬌗角为钝角。近中舌尖最大，远中舌尖最小；近中舌尖和远中颊尖三角嵴相连形成斜嵴；中央窝较大，远中窝较小；发育沟有颊沟、近中沟和远中舌沟 | 10 | |
| 5 | 咬合 | 上下颌咬合对位准确，咬合接触点位置分布均匀 | 10 | |
| 6 | 整体情况 | 整体协调，牙体各部分光滑流畅，在牙列中位置正确，与牙列横𬌗曲线及纵𬌗曲线相协调 | 10 | |
| 合计 | | | 100 | |

# 测试题

## 一、单选题

1. 左、右上颌第一磨牙牙冠第五牙尖通常位于（　　）

A. 近中颊尖的颊侧

B. 远中颊尖的颊侧

C. 近中舌尖的舌侧

D. 远中舌尖的颊侧

E. 远中舌尖与颊尖之间

**正确答案：** C

**答案解析：** 上颌第一磨牙牙冠第五牙尖的位置通常位于近中舌尖的舌侧。

2. 所谓"解剖牙冠"是指（　　）

A. 显露于口腔的部分

B. 牙体发挥咀嚼功能的部分

C. 牙龈缘以上的部分

D. 牙骨质覆盖的部分

E. 牙釉质覆盖的部分

**正确答案：** E

**答案解析：** 解剖牙冠是指牙釉质覆盖的部分；临床牙冠是指显露于口腔的部分。

3. 上颌第一磨牙牙尖的大小顺序为（　　）

A. 近中舌尖 > 远中舌尖 > 远中颊尖 > 近中颊尖

B. 近中舌尖 > 远中颊尖 > 远中舌尖 > 近中颊尖

C. 近中舌尖 > 近中颊尖 > 远中颊尖 > 远中舌尖

D. 近中舌尖 > 近中颊尖 > 远中舌尖 > 远中颊尖

E. 远中颊尖 > 近中颊尖 > 近中舌尖 > 远中舌尖

**正确答案：** C

**答案解析：** 上颌第一磨牙牙尖从大到小为近中舌尖、近中颊尖、远中颊尖、远中舌尖。

4. 上颌第一磨牙最大的牙尖是（    ）

A. 近中颊尖

B. 远中颊尖

C. 近中舌尖

D. 远中舌尖

E. 远中尖

**正确答案：C**

**答案解析：** 上颌第一磨牙牙尖从大到小为近中舌尖、近中颊尖、远中颊尖、远中舌尖。

5. 上颌第一磨牙接触区的位置是（    ）

A. 近𬌗缘颊 1/3 处

B. 近𬌗缘中 1/3 处

C. 近𬌗缘舌 1/3 处

D. 近中者在近𬌗缘偏颊侧，远中者在近𬌗缘中 1/3 处

E. 近中者在近𬌗缘中 1/3 处，远中者在近𬌗缘舌 1/3 处

**正确答案：D**

**答案解析：** 上颌第一磨牙接触区的位置是近中者在近𬌗缘偏颊侧，远中者在近𬌗缘中 1/3 处。

## 二、简答题

简述上下颌磨牙牙冠形态有哪些区别？

答：（1）上颌磨牙牙冠呈斜方形，颊舌径大于近远中径；下颌磨牙牙冠呈长方形或方圆形，近远中径大于颊舌径。

（2）邻面观，上颌磨牙牙冠较直，下颌磨牙牙冠向舌侧倾斜。

（3）上颌磨牙颊尖锐而舌尖钝，功能尖为舌尖；下颌磨牙舌尖锐而颊尖钝，功能尖为颊尖。

# （五）下颌第一磨牙标准一倍蜡牙冠雕刻

扫描二维码，观看操作视频

## 记忆链接

下颌第一磨牙的解剖特点如下。

（1）颊面。似梯形，冠宽大于冠高；近中缘长直，远中缘短而圆突；颊侧可见近中颊尖、远中颊尖及远中尖，三者之间由颊沟、远中颊沟分隔开，颊沟末端有点隙；外形高点位于颈1/3处；𬌗缘较颈缘长，牙颈线大致水平，在近根分叉部有根间突起。

（2）舌面。似梯形，舌面可见2个牙尖，舌尖较颊尖高耸锐利，近中舌尖大于远中舌尖，两者由舌沟分隔开，舌沟末端无点隙；外形高点位于中1/3处。

（3）邻面。呈四边形，颊尖低而钝，舌尖高而锐，牙冠向舌侧倾斜；近中面宽平而远中面窄小圆突；近、远中接触区均位于𬌗1/3偏颊侧。

（4）𬌗面。似圆长方形，近中边缘嵴较直，远中边缘嵴圆突；近中边缘嵴短，远中边缘嵴长；可见5个牙尖，牙尖的大小顺序为：近中舌尖＞远中舌尖＞近中颊尖＞远中颊尖＞远中尖；可见5条发育沟：颊沟、远颊沟、舌沟、近中沟和远中沟；𬌗面有较大的中央窝和较小的近中窝及远中窝。

（5）牙根。近、远中双根，扁而厚；根尖偏向远中，根干短但根分叉大。

# 技术操作

## 一、目的

（1）通过下颌第一磨牙标准一倍蜡牙冠的雕刻，加深对下颌第一磨牙牙冠形态及楔状隙与邻接点、覆𬌗与覆盖、咬合接触部位等概念的理解；熟练掌握下颌第一磨牙 1∶1 蜡牙冠解剖形态的雕刻方法。

（2）熟悉基托蜡的性能及使用方法；学会正确使用雕刻工具。

## 二、操作流程

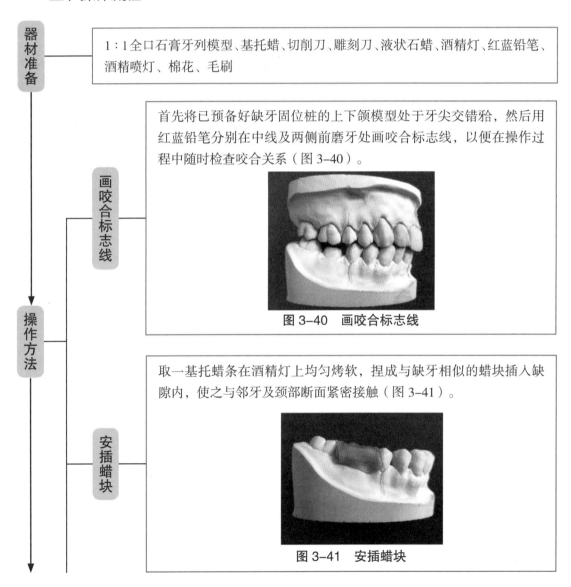

**器材准备**

1∶1全口石膏牙列模型、基托蜡、切削刀、雕刻刀、液状石蜡、酒精灯、红蓝铅笔、酒精喷灯、棉花、毛刷

**操作方法**

**画咬合标志线**

首先将已预备好缺牙固位桩的上下颌模型处于牙尖交错𬌗，然后用红蓝铅笔分别在中线及两侧前磨牙处画咬合标志线，以便在操作过程中随时检查咬合关系（图 3-40）。

图 3-40　画咬合标志线

**安插蜡块**

取一基托蜡条在酒精灯上均匀烤软，捏成与缺牙相似的蜡块插入缺隙内，使之与邻牙及颈部断面紧密接触（图 3-41）。

图 3-41　安插蜡块

操作方法

模型对位闭合

在对颌牙𬌗面涂液状石蜡，趁蜡尚软时，按模型上已画好的牙尖交错𬌗标志线，将上下颌模型对位闭合。此时下颌第一磨牙的𬌗面可见居于中央的较大凹陷（与上颌第一磨牙的近中舌尖相对应）为中央窝；上颌第一磨牙的近中颊尖、远中颊尖相对应的为下颌第一磨牙颊沟及远颊沟；上颌第一磨牙和第二前磨牙之间的𬌗楔状隙相对应的为下颌第一磨牙的近中颊尖；上颌第一磨牙的颊沟相对应的为下颌第一磨牙的远中颊尖（图3-42）。

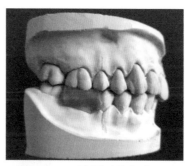

图3-42 模型对位闭合

确定冠宽、冠厚以及颊舌楔状隙

（1）先以缺隙的近远中径及龈乳头为界，削去多余的蜡确定冠宽；再参照邻牙的颊、舌面外形高点及对侧同名牙冠厚，削去多余的蜡确定冠厚（图3-43）。

（2）用雕刻刀初步形成颊、舌楔状隙（图3-44）。

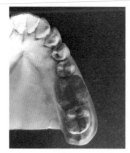

图3-43 确定冠宽、冠厚后𬌗面观

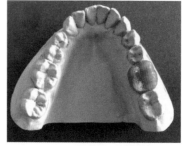

图3-44 形成颊、舌楔形后𬌗面观

确定冠长、𬌗楔状隙和邻间隙

（1）以邻牙𬌗面牙尖顶水平为界，削去高出𬌗面牙尖顶以外的多余蜡，确定冠长（图3-45）。

（2）用雕刻刀初步形成颈缘、𬌗楔状隙和邻间隙（图3-46）。

操作方法

确定冠长、𬌗楔状隙和邻间隙

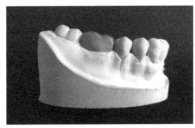
图 3-45　确定冠长后颊面观

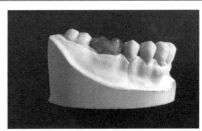
图 3-46　形成𬌗楔状隙和邻间隙后颊面观

确定牙冠解剖标志

根据牙尖交错𬌗的标志，并参照对侧上下颌同名牙咬合关系，确定下颌第一磨牙的近中颊尖、远中颊尖、远中尖、近中舌尖、远中舌尖、颊沟、舌沟、近中沟、远中沟及远颊沟的位置，并以此为准雕刻冠部形态（图 3-47）。

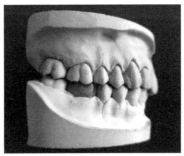
图 3-47　确定冠部解剖标志后颊面观

初步雕刻蜡牙冠形态

根据确定的牙冠解剖标志，参照对侧同名牙的颊、舌面解剖特点，初步形成蜡牙冠形态；然后取下蜡牙冠修整邻面，再重新插回蜡牙冠，检查邻间隙

完成蜡牙冠雕刻

参照对侧同名牙形态精细雕刻牙冠外形，形成适当的楔状隙、邻间隙及良好的咬合关系。仔细检查符合要求后，用酒精喷灯喷光蜡牙冠表面或用棉花擦光表面（图 3-48 ~ 3-50）。

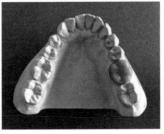
图 3-48　蜡牙冠完成后𬌗面观

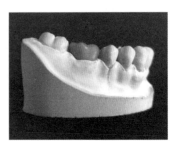
图 3-49　蜡牙冠完成后颊面观

完成蜡牙冠雕刻

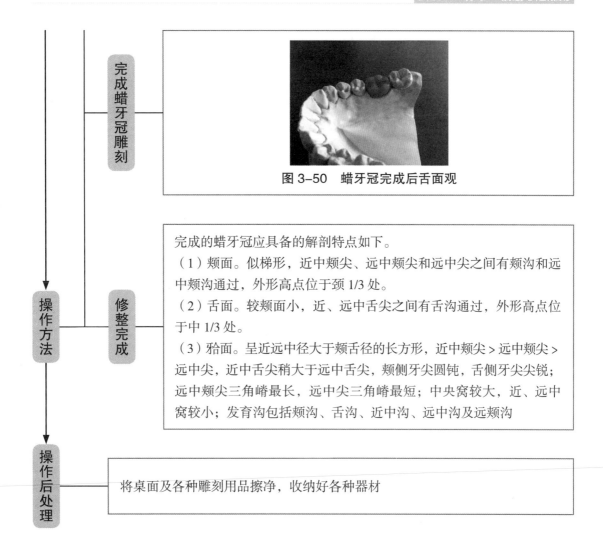

图 3-50　蜡牙冠完成后舌面观

操作方法

修整完成

完成的蜡牙冠应具备的解剖特点如下。

（1）颊面。似梯形，近中颊尖、远中颊尖和远中尖之间有颊沟和远中颊沟通过，外形高点位于颈 1/3 处。

（2）舌面。较颊面小，近、远中舌尖之间有舌沟通过，外形高点位于中 1/3 处。

（3）𬌗面。呈近远中径大于颊舌径的长方形，近中颊尖 > 远中颊尖 > 远中尖，近中舌尖稍大于远中舌尖，颊侧牙尖圆钝，舌侧牙尖尖锐；远中颊尖三角嵴最长，远中尖三角嵴最短；中央窝较大，近、远中窝较小；发育沟包括颊沟、舌沟、近中沟、远中沟及远颊沟

操作后处理

将桌面及各种雕刻用品擦净，收纳好各种器材

## 三、注意事项

（1）蜡牙冠的形态、位置要与对侧同名牙及整个牙列对称和协调。

（2）蜡牙冠颈部与石膏牙颈部断面要一致，不能暴露断面或有悬突。

（3）邻面接触区的位置形态应正确，要有适当的楔状隙及邻间隙。

（4）下颌第一磨牙的颊尖为功能尖，应与上颌牙有良好的咬合接触关系。舌尖为非功能尖，应与邻牙形成协调的𬌗曲线。

（5）蜡牙冠近、远中边缘嵴应与邻牙边缘嵴等高。

（6）雕刻过程中应保持桌面及各种工具清洁，雕刻下来的蜡碎屑不宜乱放，应放在指定位置。

# 考核评定

## 下颌第一磨牙标准一倍蜡牙冠雕刻考核标准

| 序号 | 考核内容 | 评分标准 | 配分 | 得分 |
|------|----------|----------|------|------|
| 1 | 颊面 | 似梯形，冠宽大于冠高；近中缘长直，远中缘短而圆突；颊侧牙尖、沟分布得当；外形高点位于颈 1/3 处；殆缘较颈缘长，牙颈线大致水平，在近根分叉部有根间突起 | 20 | |
| 2 | 舌面 | 似梯形，舌尖较颊尖高耸锐利，近中舌尖大于远中舌尖，舌沟偏向远中位置，舌侧牙颈线较平；外形高点位于中 1/3 处 | 20 | |
| 3 | 邻面接触区 | 邻面接触区的恢复适当；颊、舌、殆楔状隙和邻间隙的位置和大小正确 | 20 | |
| 4 | 殆面 | 似圆长方形；近中颊轴角和远中舌殆角为锐角，远中颊轴角和近中舌殆角为钝角；近中舌尖最大，远中尖最小；近中边缘嵴较直，远中边缘嵴圆突；近中边缘嵴短，远中边缘嵴长；殆面见 5 条沟；中央窝较大，近中窝及远中窝较小 | 20 | |
| 5 | 咬合 | 上下颌咬合对位准确，咬合接触点位置分布均匀 | 10 | |
| 6 | 整体情况 | 整体协调，表面光滑整洁，在牙列中位置正确，与牙列横殆曲线及纵殆曲线相协调 | 10 | |
| 合计 | | | 100 | |

# 测试题

## 一、单选题

1. 下颌第一磨牙的功能尖是（　　）

A. 近中颊尖

B. 近中舌尖

C. 舌尖

D. 远中颊尖

E. 颊尖

**正确答案：E**

**答案解析：** 基本知识点，下颌第一磨牙颊侧可见 3 个牙尖，舌尖较颊尖高耸锐利。一般功能尖较圆钝，非功能尖较高陡。

2. 下颌第一磨牙拾面形态似（　　）

A. 斜方形

B. 圆形

C. 方形

D. 椭圆形

E. 圆长方形

**正确答案：E**

**答案解析：** 基本知识点，下颌第一磨牙拾面形态似圆长方形，与上颌磨牙的斜方形相鉴别。

3. 下颌第一磨牙最小的牙尖是（　　）

A. 近中颊尖

B. 远中尖

C. 远中颊尖

D. 近中舌尖

E. 远中舌尖

**正确答案：B**

**答案解析：** 下颌第一磨牙颊侧 5 个牙尖，𬌗面观：近中舌尖 > 远中舌尖 > 近中颊尖 > 远中颊尖 > 远中尖。

4. 下颌第一磨牙最长的牙尖三角嵴是（    ）

A. 近中颊尖三角嵴

B. 远中颊尖三角嵴

C. 远中尖三角嵴

D. 近中舌尖三角嵴

E. 远中舌尖三角嵴

**正确答案：** B

**答案解析：** 基本知识点，下颌第一磨牙远中颊尖三角嵴最长，远中尖三角嵴最短。

5. 下列关于上下颌第一磨牙的区别，说法错误的是（    ）

A. 下颌磨牙为多根牙

B. 下颌磨牙牙冠呈斜方形

C. 下颌磨牙近远中径大于颊舌径

D. 下颌磨牙舌尖锐而颊尖钝

E. 下颌磨牙牙冠倾向舌侧

**正确答案：** B

**答案解析：** 下颌第一磨牙牙冠为圆长方形，上颌第一磨牙为斜方形，此为上下颌第一磨牙的区别。

## 二、简答题

1. 简述下颌第一磨牙的𬌗面解剖特点。

答：（1）𬌗面呈圆长方形。

（2）近中颊轴角为锐角，远中颊轴角为钝角。

（3）𬌗面观：近中舌尖 > 远中舌尖 > 近中颊尖 > 远中颊尖 > 远中尖。

（4）𬌗面可见颊沟、远颊沟、舌沟、近中沟和远中沟。

（5）有较大的中央窝和较小的近中窝及远中窝，近中窝和中央窝在中轴上，远中窝偏向舌侧。

2. 简述雕刻下颌第一磨牙的注意事项。

答：（1）蜡牙冠的形态、位置要与对侧同名牙及整个牙列相协调。

（2）蜡牙冠颈部与石膏牙颈部断面要一致，不能暴露断面或有悬突。

（3）邻面接触区的位置形态应正确，要有适当的楔状隙及邻间隙。

（4）下颌第一磨牙的颊尖为功能尖，应与上颌牙有良好的咬合接触关系。舌尖为非功能尖，应与邻牙形成协调的殆曲线。

（5）蜡牙冠近、远中边缘嵴应与邻牙边缘嵴等高。

（6）雕刻过程中应保持桌面及各种工具清洁，雕刻下来的蜡碎屑不宜乱放，应放在指定位置。

# 实训四

## 髓腔形态观察与描绘

# 任务引领

牙髓腔位于牙体内部，其完整的立体形态不易观察且较为抽象，学生掌握起来比较困难。在临床工作中，例如，备洞或制作嵌体针道，牙体预备或桩冠修复的根管预备，根管治疗中的开髓、拔髓、根管预备及根管充填等，如操作不当会导致各种并发症，影响治疗效果。此外，髓腔的一些增龄性变化特点也直接影响口腔疾病的治疗效果，了解这些改变就能针对不同年龄的患者选择不同的治疗方案。因此，掌握牙髓腔的解剖形态是口腔治疗的基础，作为口腔医师必须熟悉每个牙的髓腔形态、根管数目、根管口的位置、根管的弯曲程度和方向、髓腔可能发生变异的情况以及根管与牙周组织之间的关系等，这些对正确进行牙体、牙髓和牙周疾病的治疗有着重要的指导意义。

# 记忆链接

髓腔包括髓室及根管系统。

（1）髓室。是髓腔中较宽阔的部分，位于牙冠及牙根颈部内，其立体形态与相应的牙冠外形相似。每个牙体内仅有1个髓室。前牙髓室与根管间并无明显分界，后牙髓室呈立方形，由6个髓壁构成。

（2）髓角。为髓室伸向牙尖突出成角形的部分，其形状、位置与牙尖外形相似。

（3）根管口。为髓室底上髓室与根管的移行处。

（4）根管系统。髓腔内除髓室外的管道部分，由根管与其细小分支及发自髓室底至根分叉处的细小管道共同构成。包括根管、管间吻合、根管侧支、根尖分叉、根尖分歧及副根管。

# 技术操作

## 一、目的

（1）通过对髓腔标本和模型的形态观察，以及髓腔的形态描绘，使学生了解髓腔与牙体外形的关系。

（2）掌握髓腔的解剖标志、形态特点、增龄性变化及病理变化，为今后的临床学习打下坚实基础。

## 二、操作规程

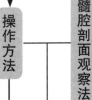

器材准备

离体牙标本、离体牙髓腔剖面标本、髓腔铸型标本、透明牙标本、髓腔剖面挂图、髓腔剖面模型、3D 打印牙模型

操作方法

髓腔剖面观察法

将牙体分别从颊舌向、近远中向和水平向剖开，以显示髓腔的位置、大小及与牙体外形的关系。该方法简便易行，但只能显示特定切面的髓腔形态，不能观察髓腔的全貌，且在剖开的过程中牙体会有一定的损耗，影响髓腔的观察。以下展示几个典型恒牙的剖面观（图4-1 ~ 4-10）。

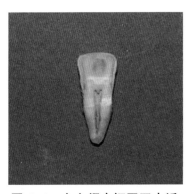

图 4-1 左上颌中切牙正中近远向剖面观

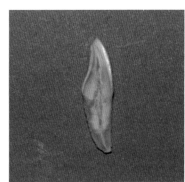

图 4-2 右上颌中切牙正中唇舌向剖面观

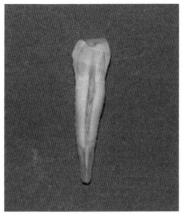

图 4-3 左上颌尖牙正中近远向剖面观

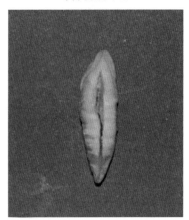

图 4-4 左上颌尖牙正中颊舌向剖面观

操作方法

髓腔剖面观察法

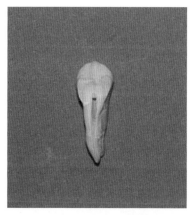

图 4-5　右上颌第一前磨牙通过
腭根近远中向剖面观

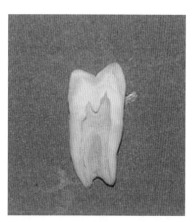

图 4-6　右上颌第一前磨牙正中
颊舌向剖面观

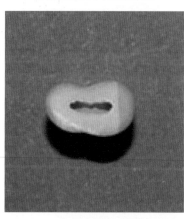

图 4-7　右上颌第一前磨牙通过
牙颈部水平面观

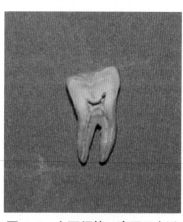

图 4-8　左下颌第一磨牙正中近
远向剖面观

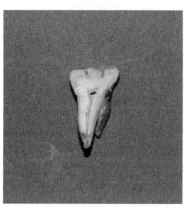

图 4-9　右上颌第一磨牙通过腭
根近远中向剖面观

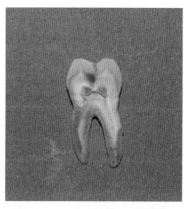

图 4-10　左上颌第一磨牙颊腭
向剖面观（通过腭根与远颊根
之间）

**髓腔铸型观察法**

牙髓组织去除后，将流动的塑型剂灌注并充满牙髓腔内，塑型剂固化后将牙浸入 40% 氢氧化钠溶液中，牙体硬组织溶解后，原有髓腔空间则被塑型剂展示出来，此即髓腔的铸型，观察到的髓腔形态更有立体效果。该方法优点是能观察髓腔全貌，缺点是不能了解牙体外形与髓腔的关系

**操作方法**

**透明标本观察法**

先在离体牙根尖或牙冠某处钻一小孔，向髓腔内注入树脂或其他染料，用 5% 硝酸或盐酸脱钙 5 ~ 6 日，用水冲洗后酒精梯度脱水，浸入二甲苯溶液中，最后将离体牙放入与牙本质有机质具有相同屈光率的介质中（如松节油或冬绿油等）透明牙体。这样就可以通过透明的牙体标本观察到髓腔的全貌，并能将髓腔形态与牙体外形结合起来相比较，有较强的立体感。缺点是牙体组织经过强酸脱钙后会有一定程度的萎缩（图 4-11 ~ 4-28）。

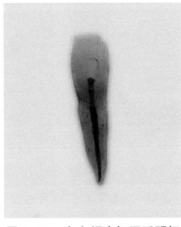

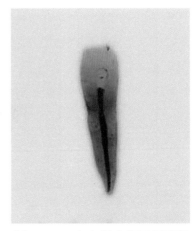

图 4-11　左上颌中切牙透明标本唇面观　　图 4-12　右上颌中切牙透明标本舌面观

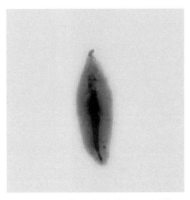

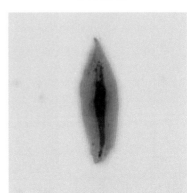

图 4-13　右下颌侧切牙透明标本近中面观　　图 4-14　右下颌侧切牙透明标本远中面观

操作方法

透明标本观察法

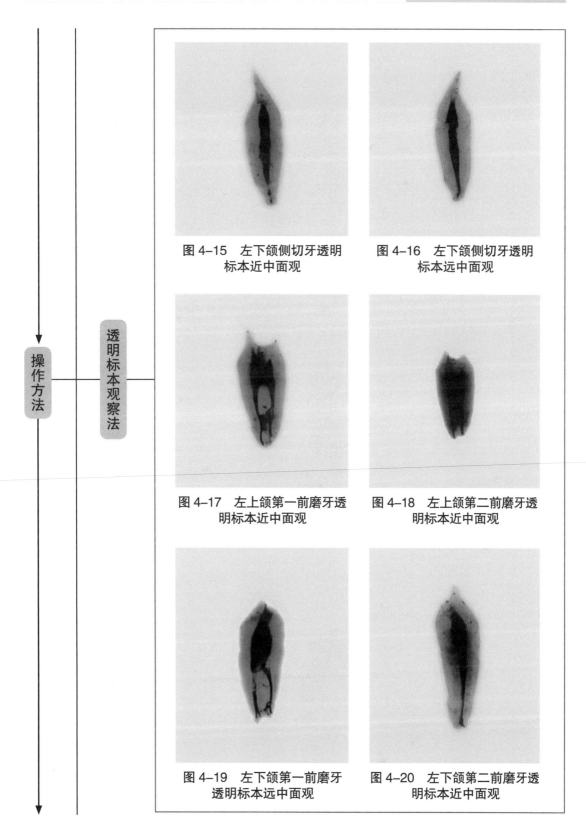

图 4–15 左下颌侧切牙透明
标本近中面观

图 4–16 左下颌侧切牙透明
标本远中面观

图 4–17 左上颌第一前磨牙透
明标本近中面观

图 4–18 左上颌第二前磨牙透
明标本近中面观

图 4–19 左下颌第一前磨牙
透明标本远中面观

图 4–20 左下颌第二前磨牙透
明标本近中面观

操作方法

透明标本观察法

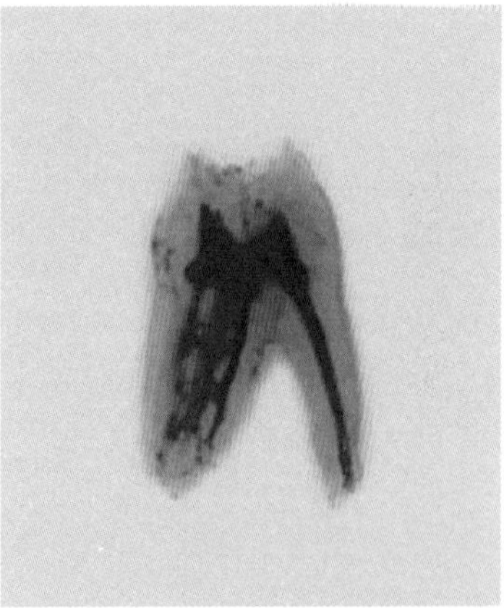

图 4-21　右上颌第一磨牙透明标本近中面观

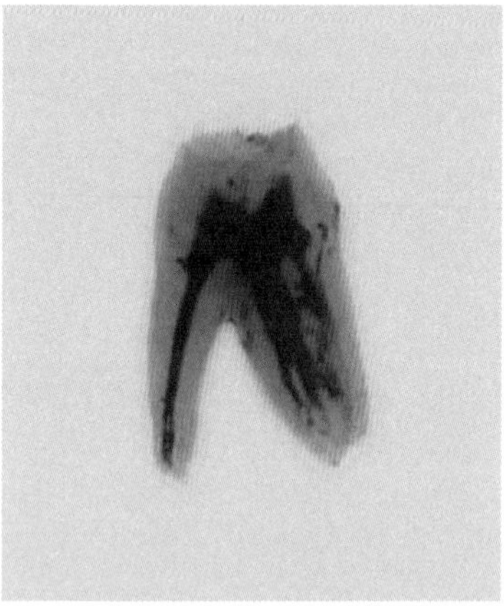

图 4-22　右上颌第一磨牙透明标本远中面观

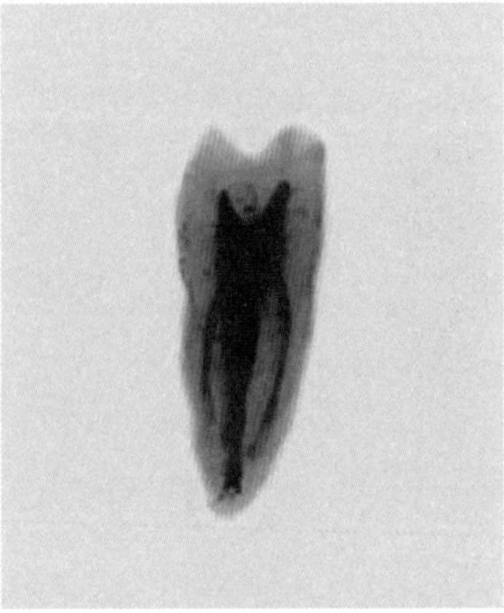

图 4-23　右上颌第一磨牙透明标本腭面观

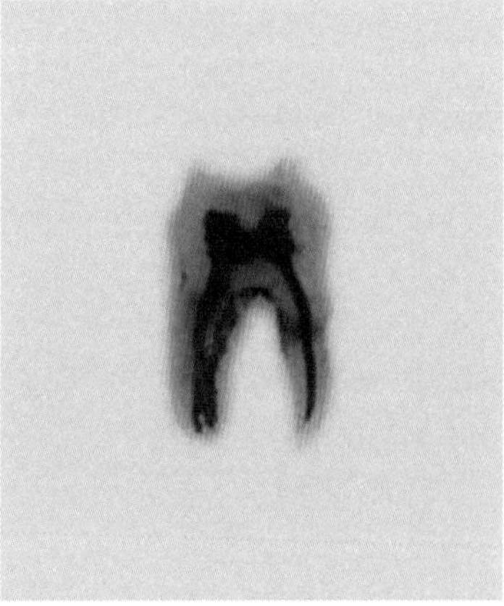

图 4-24　左上颌第二磨牙透明标本近中面观

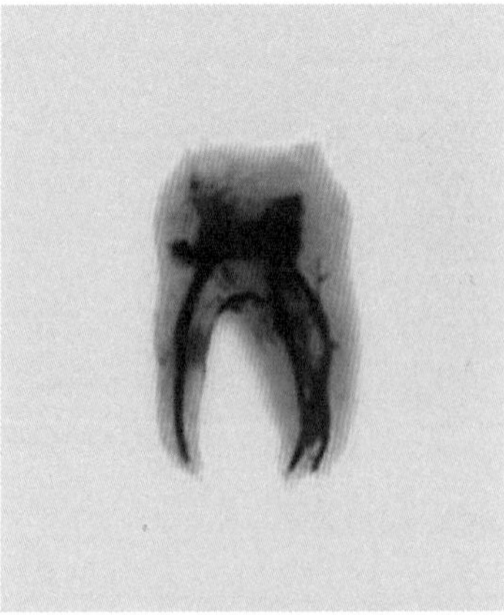

图 4-25　左上颌第二磨牙透明标本远中面观

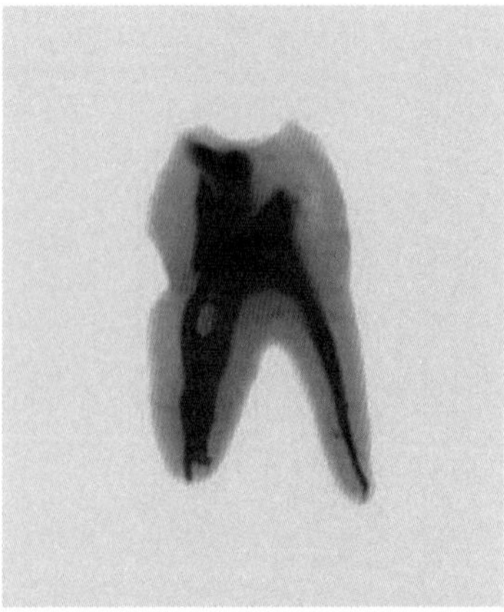

图 4-26　左上颌第一磨牙透明标本近中面观

透明标本观察法

操作方法

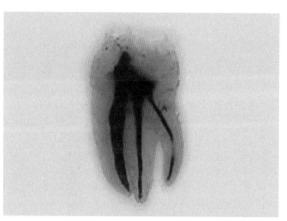

图 4-27 左下颌第一磨牙（有远舌根）透明标
本颊面观

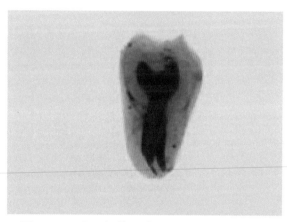

图 4-28 左下颌第一磨牙透明标本近中面观

3D 打印观察法

3D 打印观察法是一种新兴的观察方法。随着科技的不断进步，将牙体及其髓腔形态通过计算机 3D 技术打印出来进行观察，是更为理想的观察方法。该方法的优点是制作出的髓腔模型真实度高，便于观察，利于保存，可以根据观察需求在计算机上实现各种层面、各种角度、各种大小髓腔模型的制作。缺点是在制作过程中由于设备的精细度及操作人员的专业水平差异，会产生一点误差（图 4-29，4-30）。

操作方法

3D 打印观察法

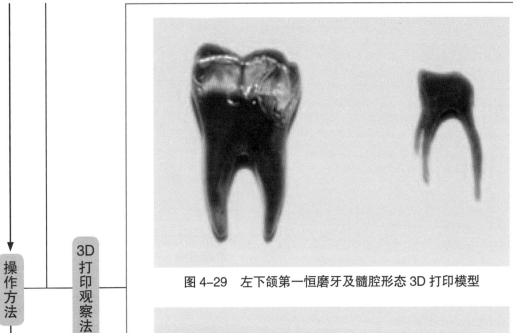

图 4-29　左下颌第一恒磨牙及髓腔形态 3D 打印模型

图 4-30　左上颌第一乳磨牙（根部略有吸收）颊腭剖面观 3D
打印模型

髓腔形态描绘

绘制近远中剖面髓腔形态

根据前面实训课程所学的牙体外形描绘方法，绘制出牙体唇（颊）面形态。仔细观察标本中近远中剖面的髓腔形态特点，根据髓腔与牙体外形的关系，绘制出髓腔的近远中剖面形态

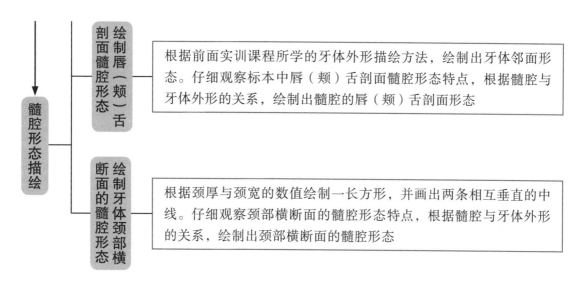

### 三、注意事项

（1）观察时结合髓腔与牙体外形的关系，通过剖面观逐步建立髓腔的整体形态。

（2）仔细观察髓腔各部形态的位置关系，如髓角的高低，以及髓室顶与髓室底的位置等。

（3）髓腔形态描绘时图形干净、结构准确。

# 考核评定

**绘制三倍大右上颌中切牙髓腔形态**

| 序号 | 考核内容 | 评分标准 | 配分 | 得分 |
|---|---|---|---|---|
| 1 | 整体特点 | 髓腔较大，根管较粗大，多为单根管，髓室与根管无明显分界，根尖孔多位于根尖顶 | 20 | |
| 2 | 近远中剖面 | 整体呈三角形，髓室顶即三角形的底，微凹，两侧略尖；近牙冠中 1/3 处最宽，向根尖逐渐变细 | 30 | |
| 3 | 唇舌剖面 | 整体呈梭形，颈缘处最厚，向切嵴方向缩小成尖状近至牙冠中 1/3；从颈缘向根尖端逐渐变细 | 30 | |
| 4 | 颈部横断面 | 根管与牙根外形相似，呈圆三角形，略偏唇侧 | 20 | |
| 合计 | | | 100 | |

# 测试题

## 一、单选题

1. 上颌切牙髓腔唇舌剖面观，最膨大处在（　　）

A. 牙冠中 1/3 处

B. 颈缘附近

C. 切嵴部

D. 根管口处

E. 牙根中分处

**正确答案：** B

**答案解析：** 基本知识点，上颌切牙髓腔唇舌剖面特点。整体呈梭形，平颈缘处最厚，向切嵴方向缩小成尖状近至牙冠中 1/3；注意上颌中切牙从颈缘向根尖端逐渐变细，上颌侧切牙髓腔至根尖 1/2 或 1/3 才缩小，并随根尖弯曲而弯曲。

2. 下列有关髓腔形态的生理与病理变化，哪一项描述是错误的（　　）

A. 青少年恒牙的髓腔比老年者大

B. 乳牙髓腔比恒牙的相对大

C. 髓腔体积随年龄增长而不断缩小

D. 随着磨耗，髓室顶、髓角、髓室底都不断降低

E. 外伤、龋病的刺激使髓腔缩小加快

**正确答案：** D

**答案解析：** 考察髓腔形态的病理生理变化特点。D 选项中，磨牙继发性牙本质沉积主要在髓室底，其次为髓室顶和侧壁，其结果是髓角变低，髓室底变凸，髓室高度变小，根管变细，根尖孔变窄，有的髓腔部分或全部钙化阻塞。

3. 下列关于乳牙髓腔特征的描述，哪一项是错误的（　　）

A. 髓室大，髓壁薄

B. 根管粗，根管方向斜度较大

C. 根尖孔小

D. 髓室顶高

E. 髓角高

**正确答案：C**

**答案解析：** 考察乳牙的髓腔形态特征。乳牙的髓腔形态与乳牙外形相似。其中 C 选项应为根尖孔亦大。其他选项均为乳牙的髓腔特征。

4. 下列关于上颌前磨牙髓室形态的描述，哪一项是错误的（　　）

A. 上颌前磨牙髓室位于牙冠颈部及根柱内

B. 似立方形，颊舌径小于近远中径

C. 髓室顶上有颊、舌 2 个髓角，分别突入相应的颊尖和舌尖中

D. 髓室顶凹，最凹处约与颈平齐

E. 髓室底多为 1 ~ 2 个根管口，与相应的根管相通

**正确答案：B**

**答案解析：** 考察上颌前磨牙髓室形态。B 选项应为颊舌径大于近远中径，其他选项均为该牙的髓室形态特点。A 选项中根柱是指牙根尚未分叉的部分，其长度为从釉牙骨质界至两根分开处的距离。根柱长度的不同，说明根分叉的位置高度不同。根柱较短的牙，根分叉的开口离牙颈部近，一旦发生牙周炎，较易发生根分叉病变；而根柱长者则不易发生根分叉病变，但一旦发生则治疗较困难。

5. 所谓"根管侧支"是指（　　）

A. 相邻根管间的交通支

B. 根管在根尖分出的细小分支

C. 发自髓室底至根分叉处的细小管道

D. 发自根管的细小分支，常与根管成直角发出，贯穿牙本质和牙骨质达牙周膜

E. 根管在根尖部分散成 2 个或多个细小分支

**正确答案：D**

**答案解析：** 考察根管侧支的概念。A 选项为管间吻合的概念；B 选项为根尖分歧的概念；C 选项为副根管的概念；E 选项为根尖分叉的概念。

## 二、简答题

**1.举例说明髓腔形态的临床意义。**

答：髓腔形态是临床医师进行牙髓治疗和牙体修复的基本理论知识。临床医师必须对髓室的位置、大小、髓角高底、髓室高度、根管口的形态位置、根管数目类型、方向曲度以及根管与牙周组织的关系等有充分的了解。例如，在备洞时遇到高耸的髓角容易导致穿髓意外的发生；如果开髓时遇到患者髓室高度小者，开髓时易致髓室底穿通；弯曲的根管在进行去髓和扩大时，容易造成根管侧穿或器械折断；而如果患者的根尖孔或牙根尚未形成完全者，药物、器械或充填物容易从根尖孔穿出，进而刺激根尖周组织引起根尖周炎。

**2.何谓"根管系统"？举例说明恒牙根管的形态分型。**

答：根管系统是根管及其细小分支和发自髓室底至根分叉处的细小管道的总称。包括根管、根管侧支、管间吻合、根尖分叉、根尖分歧及副根管。

通常将恒牙根管的形态分为四型，具体如下。

（1）单管型。常见于上颌中切牙、上颌尖牙、上颌第一磨牙的舌根及上颌第二磨牙的远中颊根和舌根。

（2）双管型。常见于上颌第一前磨牙、上颌第一磨牙的近中颊根和下颌第一磨牙的近中根。

（3）单双管型。常见于上、下颌前磨牙和上颌第一、二磨牙的近中颊根及下颌第一磨牙的近、远中根和下颌第二磨牙的近中根。

（4）三管型。极为罕见，可视为变异型。偶出现于上颌第一磨牙的近颊根和下颌第一磨牙的近、远中根。

**3.简述右上颌第一恒磨牙髓室的各剖面要点。**

答：右上颌第一恒磨牙的髓室呈矮立方形，颊舌径稍大于近远中径。

（1）颊侧近远中剖面。近颊髓角接近牙冠中 1/3，远颊髓角接近牙冠颈 1/3；髓室顶最凹处与颈部平齐；髓室高度小。

（2）颊舌剖面。颊舌径大于髓室高度，近中颊、舌髓角接近牙冠中 1/3。

（3）颈部横剖面。髓室底轮廓略呈长方形，颊舌径大于近远中径。3 ~ 4 个根管口排列呈四边形或三角形，近颊根管口呈扁圆型，远颊根管口略圆，舌侧根管口较宽大。

# 实训五

## 上、下颌骨及颞下颌关节标本、模型观察

# 任务引领

口腔的一个重要生理功能就是对食物进行机械加工，也就是咀嚼。咀嚼并不是单纯地由牙齿来完成，而是在神经系统的支配下，通过咀嚼肌的收缩，使颞下颌关节、下颌骨、牙及牙周组织产生节律性运动。其中，上、下颌骨作为牙齿的载体和固位装置，在咀嚼过程中具有着重要的作用。颞下颌关节作为咀嚼运动的动力枢纽，它的主要功能是承载咬合时咀嚼肌收缩产生的负荷，支持灵活多变的下颌运动。由于颞下颌关节形态复杂，运动多样，颞下颌关节紊乱病也被称为口腔疾病中的"疑难杂症"。因此，牢固掌握上、下颌骨和颞下颌关节的形态特点，可以为今后的口腔临床疾病诊治打下良好的基础。

# 记忆链接

（1）上颌骨是面中部最大的骨结构，位于颜面中部，左右各一，相互对称。解剖形态不规则，大致可分为一体和四突。一体即上颌体，分为前、后、上、内四面，中央有上颌窦。上颌骨的四突分别称为额突、颧突、腭突和牙槽突。

（2）下颌骨是颌面骨中最坚实和唯一能活动的骨，位于面部下1/3。分为下颌体（水平部）和下颌支（垂直部），体与支的交接处称为下颌角。下颌体呈弓形，有内、外两面及牙槽突和下颌体下缘。下颌支又称下颌升支，为几乎垂直的长方形骨板，分为内、外两面、喙突、髁突及上、下、前、后四缘。

（3）颞下颌关节是颌面部唯一的左右双侧联动关节，具有一定的稳定性和多方向的活动性。颞下颌关节由下颌骨髁突、颞骨关节面、居于两者之间的关节盘、关节周围的关节囊和关节囊外韧带所组成。

# 技术操作

## 一、目的

（1）掌握上、下颌骨的外形、结构特点，了解其临床意义。

（2）掌握颞下颌关节的组成、各部分的结构特点以及主要功能。

## 二、操作流程

| 器材准备 | （1）上、下颌骨以及颞下颌关节的尸体标本和模型。<br>（2）相关图谱或照片。<br>（3）铅笔、绘图纸、橡皮等 |
|---|---|

<table>
<tr><td rowspan="4">观察方法</td><td>回顾相关理论知识</td><td>教师和学生共同回顾上、下颌骨和颞下颌关节的形态，并提出问题请学生回答。<br>问题：找出尸体标本和模型中的上、下颌骨和颞下颌关节，并说明如何分辨三者</td></tr>
<tr><td>学生分组</td><td>教师将学生分组，每4～6人为一小组。学生以小组为单位，按照教师指导观察尸体标本和模型，小组讨论，准备笔和纸张记录观察和讨论结果</td></tr>
<tr><td>小组观察讨论</td><td>（1）学生分小组观察上颌骨的形态结构，理解其临床意义。观察上颌体的4个面、上颌窦的位置；观察上颌骨额突、颧突、腭突和牙槽突的位置，观察眶下孔、眶下缘、眶下裂、眶下管、尖牙窝、颧牙槽嵴、上颌结节、后上牙槽孔、翼腭管、腭大孔、切牙孔、切牙管、腭中缝、牙槽嵴、牙槽间隔、牙根间隔的位置。<br>（2）学生分小组观察下颌骨的形态结构，理解其临床意义。观察外斜线、颏孔、上颏棘、下颏棘、二腹肌窝、内斜线、舌下腺凹、下颌下腺凹、咬肌粗隆、下颌角、翼肌粗隆、下颌孔、下颌小舌、喙突、髁突及前后斜面、髁状突颈部、关节翼肌窝、下颌切迹、下颌隆凸、磨牙后三角的位置。观察下颌管的位置及走行；观察下颌骨薄弱部位：正中联合、颏孔区、下颌角以及髁突颈部的位置。<br>（3）学生分小组观察颞下颌关节的结构。观察关节窝、髁突、关节盘、关节腔及关节韧带，熟悉其临床意义</td></tr>
</table>

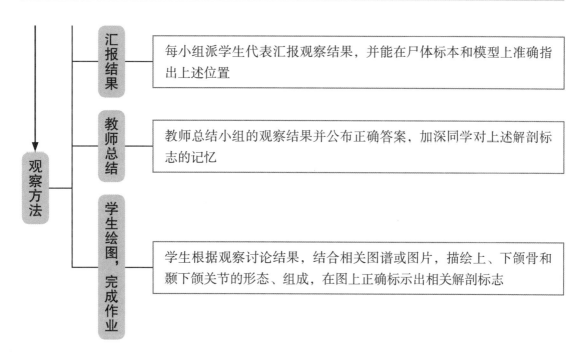

| 观察方法 | 汇报结果 | 每小组派学生代表汇报观察结果，并能在尸体标本和模型上准确指出上述位置 |
| --- | --- | --- |
| | 教师总结 | 教师总结小组的观察结果并公布正确答案，加深同学对上述解剖标志的记忆 |
| | 学生绘图，完成作业 | 学生根据观察讨论结果，结合相关图谱或图片，描绘上、下颌骨和颞下颌关节的形态、组成，在图上正确标示出相关解剖标志 |

## 相关拓展

### 下牙槽神经阻滞麻醉

下颌支内面其中央稍偏后上方处有一椭圆形孔称下颌孔，该孔呈漏斗形，其口朝向后上方。下颌孔周围的关系较为复杂，前方有锐薄的下颌小舌，后上方有下颌神经沟，下牙槽神经、血管由此沟进入下颌孔。下颌神经沟位于约相当于下颌磨牙殆平面上方1cm处，因此，口内法行下牙槽神经阻滞麻醉时，为了使针尖避开下颌小舌的阻挡，接近下牙槽神经，针尖应在下颌孔上方约1cm处注入麻药以麻醉该神经。

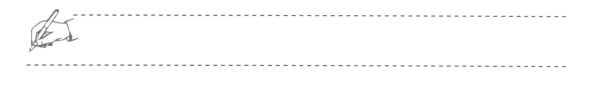

## 考核评定

### 上、下颌骨及颞下颌关节标本、模型观察

| 序号 | 考核内容 | 评分标准 | 配分 | 得分 |
|---|---|---|---|---|
| 1 | 上颌骨表面解剖标志 | 说出一个2分,说出20个以上满分 | 40 | |
| 2 | 下颌骨表面解剖标志 | 说出一个2分,说出20个以上满分 | 40 | |
| 3 | 颞下颌关节解剖标志 | 说出一个2分,说出10个以上满分 | 20 | |
| | 合计 | | 100 | |

# 测试题

## 一、单选题

1. 下列突起中，哪个不属于上颌骨的突起（　　）

A. 额突

B. 颧突

C. 腭突

D. 髁突

E. 牙槽突

**正确答案：D**

**答案解析：** 考察上颌骨解剖形态特点。髁突为下颌骨解剖结构，其余四项均为上颌骨突起。

2. 距离上颌窦底壁最近的牙根是（　　）

A. 上颌第二磨牙牙根

B. 上颌第一磨牙牙根

C. 上颌第二前磨牙牙根

D. 上颌第三磨牙牙根

E. 下颌第一磨牙牙根

**正确答案：B**

**答案解析：** 上颌窦位于上颌骨的内部，是鼻窦中唯一与牙根有密切关系者。其下壁由前向后盖过上颌第二前磨牙至上颌第三磨牙的根尖，与上述根尖之间隔以较薄的骨板，或无骨板仅覆以黏膜，其中以上颌第一磨牙根尖距上颌窦下壁最近。因此，B选项正确。

3. 下列哪个解剖结构位于下颌骨的外面（　　）

A. 上、下颏棘

B. 二腹肌窝

C. 下颌舌骨肌线

D. 颏结节

E. 下颌小舌

**正确答案：** D

**答案解析：** 颏结节属于下颌骨外侧面解剖结构，其他解剖结构均位于下颌骨内侧面。

4. 下列有关颏孔的描述，哪一项是错误的（    ）

A. 位于下颌体外面

B. 位于下颌骨上、下缘中点略偏下

C. 有颏神经血管通过

D. 位于相当于下颌第二前磨牙的下方或第一、二前磨牙的下方

E. 是下颌骨薄弱部位之一

**正确答案：** B

**答案解析：** 基本知识点，颏孔位于下颌体外面，相当于下颌第二前磨牙的下方或第一、二前磨牙的下方，下颌骨上、下缘中点略偏上的位置。

5. 下列有关颞下颌关节的描述，哪一项是错误的（    ）

A. 下颌窝比髁状突大

B. 关节囊较松弛

C. 关节盘后带最厚

D. 下颌窝与颅中窝间仅隔薄层骨板

E. 关节盘前带最薄

**正确答案：** E

**答案解析：** 考察颞下颌关节的组成与特点。关节盘由前带、中间带和后带三部分组成，其中中间带最薄，厚度约为 1mm。

## 二、简答题

1. 列举下颌骨的分部及下颌骨易发生骨折的部位。

答：（1）下颌骨分为下颌体（水平部）和下颌支（垂直部），体与支的交接处称为下颌角。

（2）下颌骨易发生骨折的部位包括：正中联合、颏孔区、下颌角、髁突颈部。

2.简述上颌骨的 3 对支柱结构。这些结构在咀嚼过程中的主要作用是什么？

答：上颌骨与咀嚼功能关系密切，在上颌牙承受咀嚼压力显著的部位形成 3 对骨质特别增厚的支柱，均下起上颌骨牙槽突，上达颅底。①尖牙支柱：主要支持尖牙区的咀嚼压力，该支柱起于上颌尖牙区的牙槽突，上行经眶内缘至额骨；②颧突支柱：主要支持第一磨牙区的咀嚼压力，起于上颌第一磨牙区的牙槽突沿颧牙槽嵴上行达颧骨分为两支，一支经眶外缘至额骨，另一支向外后经颧弓而达颅底；③翼突支柱：主要支持磨牙区的咀嚼压力，该支柱由蝶骨翼突与上颌骨牙槽突的后端相互连接而构成，将咀嚼压力传至颅底。

3.写出下图所示的解剖名称，填入以下空格。

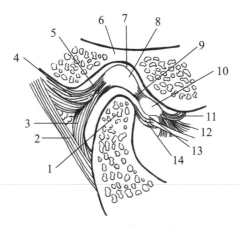

**颞下颌关节的组成**

答：

| 1．髁突 | 2．关节囊后壁 | 3．下颌后附着 | 4．颞后附着 | 5．双板区 |
| --- | --- | --- | --- | --- |
| 6．关节窝顶 | 7．关节上腔 | 8．后带 | 9．中间带 | 10.前带 |
| 11．颞前附着 | 12．前伸部 | 13．关节下腔 | 14．下颌前附着 | |

# 实训六

## 口腔颌面部肌肉、血管及神经标本、模型观察

# 任务引领

通过系统解剖的学习，同学们对颌面部肌肉、神经、血管等组织结构特点已经有了初步了解，然而各种组织之间有着错综复杂的位置关系。熟练掌握这些解剖结构，对于能否成为合格的、优秀的口腔颌面外科医师非常重要。通过标本和模型的仔细观察，同学们能更牢固地掌握口腔颌面部肌肉的起止点、排列走向，颌面部血管的分支、走向及血液供应特点，神经的分支分布等，有利于在将来的口腔临床工作中更加得心应手。

# 记忆链接

（1）颌面部肌肉分为咀嚼肌与表情肌两类。与口腔相关的主要表情肌有口周围肌上群、口周围肌下群、口轮匝肌和颊肌。狭义咀嚼肌是指咬肌、颞肌、翼内肌、翼外肌。咬肌起自颧骨和颧弓下缘，向后下方走行止于下颌角及下颌升支外侧面。咬肌粗大有力，主要作用是提下颌骨向上。颞肌呈扇形，起自颞窝与颞深筋膜深面，肌纤维向下聚拢通过颧弓深面止于喙突及下颌支的前缘至第三磨牙远中处。颞肌的主要作用是提下颌骨向上并微向后方。翼内肌有深、浅两头，深头起自翼突外板的内面，浅头起自腭骨锥突和上颌结节，走行方向与咬肌走行方向相似，止于下颌角内侧面的翼肌粗隆。翼内肌收缩时提下颌骨向上，并参与下颌侧向运动。翼外肌位于颞下窝，呈水平向。有上、下两头，上头起自蝶骨大翼的颞下面与颞下嵴，下头较大，起自翼外板的外面，分别止于颞下颌关节囊前方、关节盘及髁突颈部的关节翼肌窝。主要作用是牵引下颌前伸与侧向运动。

（2）颌面部血液供应主要来自颈外动脉，其发自于颈总动脉，共有8个分支，依次为咽升动脉、甲状腺上动脉、舌动脉、面动脉（颌外动脉）、上颌动脉、枕动脉、耳后动脉和颞浅动脉。舌动脉平舌骨大角水平分出，向内上走行，分布于舌、口底和牙龈。其终末支在舌体内形成动脉网使舌供血丰富。面动脉在舌动脉稍上方自颈外动脉分出，行向前内上方，穿下颌下腺鞘到达腺体上缘后，于下颌骨下缘急转向外，在咬肌前缘呈弓形绕过下颌骨体下缘上行至面部，至眼内眦更名为内眦动脉。供应额部、唇部、颊部、鼻外侧等部位血液，相当于咬肌前缘处位置表浅，可扪及搏动。上颌动脉位于面侧深区，为颈外动脉的终末支之一，于下颌骨髁突颈部的后内方起自颈外动脉，向前内方走行至翼腭窝，分布于上、下颌骨和咀嚼肌。上颌动脉主要分支有脑膜中动脉、下牙槽动脉、上牙槽后动脉、眶下动脉及腭降动脉。上颌动脉为供应口腔颌面部的主要动脉，分支多，位置深，血供丰富。颞浅动脉为颈外动脉的另一终支，在腮腺深面由颈外动脉发出，经外耳道软骨前上方向上走行，供应额部及颅顶部软组织。颞浅动脉在颧弓根部上方，位置表浅且解剖位置恒定，并有静脉伴行，故临床常用来测脉、止血、皮瓣受区吻合及动脉插管治疗等。

（3）口腔颌面部神经主要包括司感觉功能的三叉神经和司运动功能的面神经，分别为第Ⅴ、Ⅶ对脑神经。三叉神经由半月神经节分出3大分支，即眼神经、上颌神经和下颌神经，以眼裂、口裂为界。口腔的感觉主要由上颌神经和下颌神经支配。上颌神经为感觉神经，由圆孔出颅达翼腭窝上部，经眶下裂入眶，出眶下孔达面部。上颌神经到口腔的分支包括：翼腭神经、上牙槽后神经、上牙槽中神经和上牙槽前神经，分布于上颌牙槽骨、牙龈、牙周膜及上颌窦黏膜。下颌神经为混合神经，自卵圆孔出颅分为前、后两干。前干中唯一的感觉神经为颊神经，经下颌支前缘向前下走行，分布于下颌第二前磨牙及下颌磨牙的颊侧牙龈及颊部的黏膜和皮肤。后干主要为3条神经：耳颞神经分布于颞下颌关节、腮腺、颞区及耳郭前皮肤；舌神经行走于下牙槽神经前内侧，含有面神经鼓索，主要分布于下颌舌侧牙龈，舌前2/3及口底黏膜和舌下腺；下牙槽神经为混合性神经，在翼下颌间隙内下行，于舌神经后外侧约1cm处经下颌孔进入下颌管，分布于下颌牙牙周膜和牙槽骨。下颌神经分支出颏孔后称为颏神经，分布于下颌前牙及下颌第一前磨牙的唇颊侧牙龈、下唇黏膜及皮肤和颏部皮肤。面神经是混合神经，在腮腺内，面神经总干一般分为上、下两支，上支为颞面干，下支为颈面干，穿出腮腺分为5支，分别为颞支、颧支、颊支、下颌缘支和颈支，在颊支和颧支之间通常有交通支。

# 技术操作

## 一、目的

（1）掌握面部主要表情肌、咀嚼肌的位置及起止点。

（2）掌握颈外动脉的走行、分支及分布。

（3）掌握上、下颌神经的走行、分布及其临床意义。

## 二、操作流程

| 器材准备 | | （1）表情肌、咀嚼肌、颈外动脉、上颌神经、下颌神经的尸体标本和模型。<br>（2）相关图谱或照片。<br>（3）铅笔、绘图纸、橡皮等 |
|---|---|---|
| 观察方法 | 回顾相关理论知识 | 教师和学生共同回顾表情肌、咀嚼肌、颈外动脉、上颌神经、下颌神经的位置及走行，并提出问题请学生回答。<br>问题：找出表情肌、咀嚼肌、颈外动脉八大分支和上、下颌神经的主要分支 |
| | 学生分组 | 教师将学生分组，每4～6人为一小组。学生以小组为单位，按照教师指导观察尸体标本和模型，小组讨论，准备笔和纸张记录观察和讨论结果 |
| | 小组观察讨论 | （1）学生分小组观察表情肌、咀嚼肌的起止点，理解其临床意义。①观察表情肌模型。口周围肌上群：笑肌、颧大肌、颧小肌、提上唇肌、提上唇鼻翼肌；口周围肌下群：降口角肌、降下唇肌、颏肌；颊肌、口轮匝肌。②观察咀嚼肌模型。颞肌、咬肌、翼内肌、翼外肌。<br>（2）学生分小组观察颈外动脉的分支及其走行与分布，理解其临床意义。观察颈外动脉的分支：咽升动脉、甲状腺上动脉、舌动脉、面动脉（颌外动脉）、上颌动脉、枕动脉、耳后动脉和颞浅动脉。<br>（3）学生分小组观察上、下颌神经及其走行与分布。①观察上颌神经到口腔的分支：翼腭神经、上牙槽后神经、上牙槽中神经和上牙槽前神经；②观察下颌神经到口腔的分支：前干中观察颊神经，后干中观察耳颞神经、下牙槽神经、舌神经 |

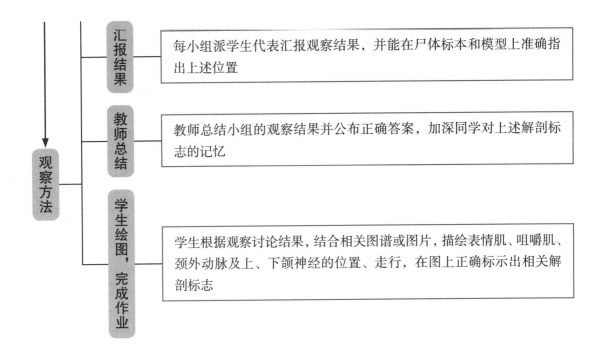

## 相关拓展

### 三叉神经痛

三叉神经痛是最常见的脑神经疾病，以一侧面部三叉神经分布区内反复发作的阵发性剧烈痛为主要表现。国内统计的发病率52.2/10万，多发生于中老年人，女性略多于男性，发病率可随年龄而增长。该病的特点是：在头面部三叉神经分布区域内，发病骤发、骤停，表现为闪电样、刀割、针刺、烧灼或电击样难以忍受的剧烈性疼痛。疼痛历时数秒或数分钟，呈周期性发作。三叉神经痛的病因及发病机制，至今尚无明确的定论，各学说均无法解释其临床症状。目前为大家所支持的是三叉神经微血管压迫导致神经脱髓鞘学说及癫痫样神经痛学说。疼痛部位：右侧多于左侧，疼痛由面部、口腔或下颌的某一点开始扩散到三叉神经某一支或多支，以第二支、第三支发病最为常见，第一支者少见。其疼痛范围绝对不超越面部中线，亦不超过三叉神经分布区域。偶尔有双侧三叉神经痛者，约占3%。

# 考核评定

## 口腔颌面部肌肉、血管及神经标本、模型观察

| 序号 | 考核内容 | 评分标准 | 配分 | 得分 |
|------|----------|----------|------|------|
| 1 | 口腔颌面肌肉起止点及作用 | 根据考题数量，辨认正确或说出起止点及作用，一个 1 ~ 2 分 | 20 | |
| 2 | 口腔颌面部血管分支、走行及分布 | 根据考题数量，辨认正确或说出分布区域，一个 1 ~ 2 分 | 40 | |
| 3 | 口腔颌面部神经分支、走行及分布 | 根据考题数量，辨认正确或说出分布区域，一个 1 ~ 2 分 | 40 | |
| 合计 | | | 100 | |

# 测试题

## 单选题

1. 损伤后引起眼睑不能闭合的是（    ）

A. 面部神经颞肌

B. 颧支

C. 颊神经

D. 下颌缘支

E. 颈支

**正确答案：B**

**答案解析：** 面部神经颧支分布于眼轮匝肌、颧肌和提上唇肌。颧支损伤后眼睑不能闭合。

2. 三叉神经的 3 条分支中属混合性神经的是（    ）

A. 眼神经

B. 下颌神经

C. 上颌神经

D. 眼神经和下颌神经

E. 上颌神经和下颌神经

**正确答案：B**

**答案解析：** 下颌神经为混合性神经，是三叉神经中最大的分支，经卵圆孔出颅。

3. 颞部外伤出血进行压迫止血的有效部位是（    ）

A. 耳屏前区

B. 颈动脉三角区

C. 颌外动脉走行区

D. 下颌角区

E. 咬肌前缘

**正确答案：A**

**答案解析：** 颞浅动脉在耳屏前区可摸到搏动，因此可以在此位置压迫止血。

# 实训七

## 口腔颌面部表面解剖标志观察

# 任务引领

在口腔颌面外科手术中，作为口腔临床医师必须熟练掌握口腔颌面各部解剖结构层次、特点及错综复杂的位置关系。随着人们对美观的要求越来越高，颌面部外伤及肿瘤性疾病等手术的切口设计及精准操作不仅影响到口腔颌面部器官的功能，也会直接影响到患者的面部美观，进而影响患者的心理健康、社交活动和自信心。因此，掌握好口腔颌面部分区及其表面解剖标志极其重要，这有助于口腔医师更好地进行医患交流、提高手术的准确性、有效避免医疗纠纷。同学们应重视此部分内容的学习和应用，为今后的口腔临床工作奠定基础。

# 记忆链接

（1）颌面部的分区。额区、颞区、眶区、鼻区、唇区、颏区、眶下区、颧区、颊区、腮腺咬肌区及面侧深区。

（2）颌面局部表面标志。鼻根、鼻尖、鼻背、鼻底、鼻孔、鼻小柱、鼻翼、鼻面沟、唇面沟、鼻唇沟、口角、口裂、唇红、唇弓、唇珠、唇峰、人中、人中嵴、人中点、颏唇沟、眉间点、颏下点、颏前点和耳屏。

（3）口腔局部表面标志。口腔前庭沟、唇系带、颊系带、腮腺乳头、颊脂垫尖、翼下颌皱襞、磨牙后三角、磨牙后垫、硬腭、腭皱襞、腭中缝、切牙乳头、上颌硬区、腭大孔、软腭、腭小凹、腭舌弓、腭咽弓、悬雍垂、舌、舌乳头（4种）、舌系带、伞襞、舌下皱襞、舌下肉阜。

# 技术操作

## 一、目的

（1）通过活体观察，掌握口腔颌面部表面标志并了解其临床意义。

（2）了解口腔检查过程中的基本操作。

## 二、操作流程

**准备**

（1）诊室。宽敞明亮、干净整洁。

（2）器材。眉笔、消毒好的口镜、镊子、探针或一次性口腔器械盒、帽子、口罩。

（3）检查者。衣着整洁，检查前洗手，戴帽子、口罩（口内检查时戴手套）。

（4）椅位调节。调整好椅位，使检查者与被检查者体位舒适。检查口腔外部时可取坐位，检查者位于被检查者的右侧

**观察方法**

**回顾相关理论知识**

教师和学生共同回顾口腔颌面部的分区、颌面局部及口腔局部浅表标志并提出问题请学生回答。

问题：描述口腔颌面部分区、颌面及口腔局部的表面标志及临床意义

**学生分组**

每3人一组：检查者、助手、被检查者。实验观察三人轮换进行

**小组观察讨论**

（1）口腔颌面部分区。用眉笔在被检查者口腔颌面部画出其分区。三人依次反复确认每个分区的部位与名称。

（2）颌面局部表面标志。检查者分别指出鼻根、鼻尖、鼻背、鼻底、鼻孔、鼻小柱、鼻翼、鼻面沟、唇面沟、鼻唇沟、口角、口裂、唇红、唇弓、唇珠、唇峰、人中、人中嵴、人中点、颏唇沟、眉间点、颏下点、颏前点和耳屏。

（3）口腔局部表面标志。检查者分别指出口腔前庭沟、唇系带、颊系带、腮腺乳头、颊脂垫尖、翼下颌皱襞、磨牙后三角、磨牙后垫、硬腭、腭皱襞、腭中缝、切牙乳头、上颌硬区、腭大孔、软腭、腭小凹、腭舌弓、腭咽弓、悬雍垂、舌、舌乳头（4种）、舌系带、伞襞、舌下皱襞、舌下肉阜

**汇报结果**

抽查学生汇报观察结果，准确指认上述分区及表面标志

**教师总结**

教师总结、反馈，加深学生对上述表面标志的记忆

### 三、注意事项

（1）检查时注意手法轻柔，避免给被检查者带来不必要的痛苦。检查的顺序应由口外到口内，从上到下，从前向后，左右对照检查，避免遗漏。

（2）口内检查时，要戴手套。注意左手持口镜，右手持镊子或探针。检查时右手中指或环指做支点，防止被检查者受伤，培养爱伤意识。

（3）由于黏膜、皮肤等组织易受伤，在使用探针或镊子时，请不要摘除工作端的一次性保护套。更换器械时，注意将器械放置在指定区域，培养无菌意识。

## 考核评定

### 口腔颌面表面标志的观察

| 序号 | 考核内容 | 评分标准 | 配分 | 得分 |
|---|---|---|---|---|
| 1 | 口腔颌面分区 | 10 个区域，说出一个加 2 分 | 20 | |
| 2 | 颌面部表面解剖标志 | 24 个解剖标志，辨认出任何一个加 2 分 | 40 | |
| 3 | 口腔局部表面解剖标志 | 25 个解剖标志，辨认出任何一个加 2 分 | 40 | |
| 合计 | | | 100 | |

# 测试题

## 一、单选题

1. 腭大孔的表面标志为（　　）

A. 上颌第三磨牙腭侧龈缘至腭中缝连线的中、外 1/3 交点上

B. 上颌第三磨牙腭侧龈缘至腭中缝连线的中点上

C. 上颌第一磨牙腭侧龈缘至腭中缝连线的中、外 1/3 交点上

D. 上颌第一磨牙腭侧龈缘至腭中缝连线的中点上

E. 上颌第二磨牙腭侧龈缘至腭中缝连线的中点上

**正确答案：** A

**答案解析：** 基本知识点，腭大孔的表面标志为上颌第三磨牙腭侧龈缘至腭中缝连线的中、外 1/3 交点上。

2. 口腔的表面解剖标志，不包括（　　）

A. 上、下唇系带

B. 颊系带

C. 腮腺导管口

D. 翼下颌韧带

E. 磨牙后区

**正确答案：** D

**答案解析：** 翼下颌韧带与翼下颌皱襞不要混淆。

3. 上唇正中唇红向前下方突出的结节，其名称为（　　）

A. 人中点

B. 唇峰

C. 唇红

D. 唇红缘

E. 唇珠

**正确答案：** E

**答案解析：** 基本知识点，上唇正中唇红呈珠状向前下方突出称唇珠。

4. 口角的正常位置大约相当于（　　）

A. 侧切牙和尖牙之间

B. 尖牙与第一前磨牙之间

C. 第二磨牙与第一磨牙之间

D. 第一前磨牙和第一前磨牙之间

E. 第一磨牙与第二前磨牙之间

**正确答案：B**

**答案解析：**基本知识点，口角的正常位置约在尖牙与第一前磨牙之间。

5. 下列有关前庭沟的描述，哪一项是错误的（　　）

A. 又称唇（颊）龈沟

B. 为唇（颊）黏膜移行于牙槽黏膜的沟槽

C. 为口腔前庭的上下界

D. 前庭沟黏膜下组织致密

E. 口腔局部浸润麻醉常在此处穿刺

**正确答案：D**

**答案解析：**基本知识点，前庭沟的结构特点。

6. 腮腺导管口位于（　　）

A. 平对上颌第二磨牙牙冠的颊黏膜上

B. 平对上颌第一磨牙牙冠的颊黏膜上

C. 平对上颌第三磨牙牙冠的颊黏膜上

D. 平对上颌第二双尖牙牙冠的颊黏膜上

E. 平对上颌第一双尖牙牙冠的颊黏膜上

**正确答案：A**

**答案解析：**基本知识点，在平对上颌第二磨牙牙冠的颊黏膜上，腮腺导管开口于此。

7. 磨牙后三角位于（　　）

A. 上颌第三磨牙后方

B. 上颌第三磨牙颊侧

C. 上颌第三磨牙腭侧

D. 下颌第三磨牙后方

E. 下颌第三磨牙颊侧

**正确答案：** D

**答案解析：** 基本知识点，磨牙后三角位于下颌第三磨牙后方。

8. 下列有关切牙乳头的描述，哪一项是错误的（　　）

A. 是颊神经局部麻醉的表面标志

B. 其深面为切牙孔

C. 两侧上颌中切牙之间的腭侧

D. 位于腭中缝的前端

E. 为一黏膜隆起

**正确答案：** A

**答案解析：** 基本知识点，切牙乳头是鼻腭神经局部麻醉的表面标志。

9. 硬腭表面解剖标志不包括（　　）

A. 腭中缝

B. 切牙乳头

C. 腭大孔

D. 蝶骨翼突钩

E. 腭小凹

**正确答案：** E

**答案解析：** 主要考察硬腭和软腭表面解剖标志是否混淆。A、B、C、D 为硬腭解剖标志，腭帆、腭垂、腭舌弓、腭咽弓和腭小凹均为软腭表面解剖标志。

## 二、简答题

请在图中标出每个位置的准确名称。

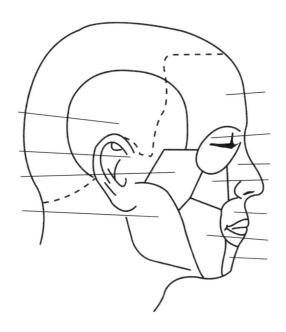

答：

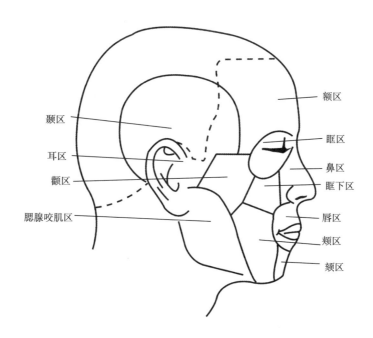